T0197154

Survivalguide Studium

Gabriele Bensberg

Survivalguide Studium

Quickguide zu weniger Stress und guten Noten

3., vollständig überarbeitete Auflage

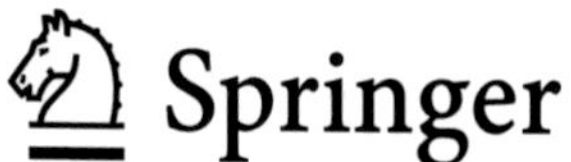

Gabriele Bensberg
Mannheim, Baden-Württemberg
Deutschland

ISBN 978-3-662-63894-1 ISBN 978-3-662-63895-8 (eBook)
https://doi.org/10.1007/978-3-662-63895-8

Die Deutsche Nationalbibliothek verzeichnet diese Publikation in der Deutschen Nationalbibliografie; detaillierte bibliografische Daten sind im Internet über http://dnb.d-nb.de abrufbar.

Planung/Lektorat: Joachim Coch
Springer ist ein Imprint der eingetragenen Gesellschaft Springer-Verlag GmbH, DE und ist ein Teil von Springer Nature.
Die Anschrift der Gesellschaft ist: Heidelberger Platz 3, 14197 Berlin, Germany

Vorwort

Seit der ersten Publikation des „Survivalguide Bachelor“ im Jahr 2010, die zweite Auflage erschien 2013, deren Nachfolgerin das vorliegende Buch ist, haben sich die Studienbedingungen weiter verändert. Damals hatte man die Bachelor- und Masterstudiengänge gerade neu eingeführt, und das sorgte zum Teil für Zustimmung, aber mehr noch für Kritik, denn das Studium in Deutschland war über Jahrhunderte durch das Humboldtsche Bildungsideal geprägt, das die Freiheit des Lernens betonte und das Studium nicht primär als Berufsausbildung verstand. Daher kam die Orientierung an dem völlig anderen angelsächsischen System mit der Einführung von Bachelor und Master einer Revolution auf dem Campus gleich.

Auch in meinem Leben hat sich seit 2010 einiges verändert. Während der ersten und zweiten Auflage arbeitete ich noch als Diplompsychologin an der Psychologischen Beratungsstelle (PBS) des Studierendenwerks Mannheim, die ich ab 2011 geleitet habe, und jetzt bin ich Rentnerin, die als ordentlich eingeschriebene Studentin an die Universität zurückgekehrt ist.

Jetzt betrachte ich das Studium aus beiden Perspektiven, jener des Coaches und der Therapeutin, die Studierende bei Studienproblemen über viele Jahre hinweg unterstützt hat, und jener einer Studentin, die hautnah die Probleme heutiger Studierender erlebt.

Als ich an die Uni zurückkehrte, ist mir u. a. positiv aufgefallen, wie zugänglich und hilfsbereit die meisten Dozent*innen mittlerweile sind. Das war früher nicht so. Da war die Distanz zwischen Lehrenden und Lernenden viel größer, und es wurde auch von Erstis erwartet, dass sie mit den neuen Anforderungen mehr oder weniger allein zurechtkamen.

Zum zweiten ist mir aufgefallen, wie „brav" die heutigen Studis sind, zumindest in den Fächern, die ich studiere. Die Autorität der Lehrenden wird fraglos anerkannt und wenn ich selbst manchmal denke, diese Hausaufgabe ist zu viel oder dieser Text überfordert Erstsemester wahrscheinlich, muckt keiner auf. Die Uni ist mittlerweile ein völlig anderer Planet, als sie es in den wilden Siebzigern war.

Die Enkel*innen der unangepassten „Störenfriede" der Sechziger und Siebziger des vergangenen Jahrhunderts sind „Musterschüler*innen" geworden. Aber auch das hat Nachteile, und die Wahrheit liegt wie meistens im Leben wahrscheinlich in der Mitte.

Daher gehe ich im ersten Teil des Buches darauf ein, wie man eine individuelle Lebensvision entwickelt, sich Ziele setzt und Selbstvertrauen gewinnt, um seinen eigenen Weg zu finden und auch bei Widerständen zu gehen. Dann studiert man am Ende womöglich ein Fach, das gesellschaftlich nicht hoch angesehen ist und worüber Freunde und vielleicht auch die Eltern den Kopf schütteln. Aber man wird glücklich damit. Wer sich allzu sehr anpasst, läuft Gefahr, sein eigenes Leben zu versäumen und sich selbst zu verpassen.

Durch Corona und die dadurch bedingte Schließung der Hochschulen und nachfolgende völlige Digitalisierung des Studiums hat sich die Situation noch einmal dramatisch verändert. Die Workload stieg deutlich an, indem man beispielsweise in Tutorien und Proseminaren schriftlich einzureichende Hausaufgaben erhielt, die man bis zu einem bestimmten Zeitpunkt einreichen musste. Das heißt, die Verschulung des Studiums hat durch Corona noch einmal zugenommen, was Erstis den Übergang zum Studium aber vielleicht sogar etwas erleichtert.

Leider fielen auch die Entspannungsmöglichkeiten zwischen den Lehrveranstaltungen und die Geselligkeit in Mensen und Cafeterien in 3 Semestern in Folge weg; überhaupt wurde alles, was mit Spaß und Abwechslung zu tun hat, die Feste und Events, aus dem Campusleben weitgehend eliminiert.

Und selbst wenn die Coronakrise einmal endgültig vorbei sein sollte, werden einige der neuen Anforderungen wahrscheinlich beibehalten. Es ist daher kein Wunder, dass der Stresspegel bei vielen Studierenden deutlich gestiegen ist.

Daher gehe ich in dem umfangreichen zweiten Teil des Buches ausführlich darauf ein, wie man sich das Lernen erleichtern kann, gut durch Prüfungen kommt und was man beim Abfassen schriftlicher Arbeiten beachten sollte, um so den Studienerfolg zu steigern. Hier geht es gezielt um die Themen Arbeitsplatz, Zeitmanagement, Lernmethoden, Möglichkeiten, die Gedächtnisleistung zu steigern sowie um die Vorbereitung von Prüfungen und das Schreiben wissenschaftlicher Arbeiten.

Der dritte Teil wendet sich schließlich gezielt an Studierende, die mit bestimmten Studienanforderungen Probleme haben, die zum Beispiel unter Prüfungsangst oder Schreibblockaden leiden. Oft sind darunter, wie ich aus meiner Erfahrung als PBS-Psychologin weiß, sehr sensible und oft auch sehr begabte Studierende, bei denen es ausgesprochen bedauerlich wäre, sie fielen aufgrund ihrer Problematik aus dem Studium heraus. Gerade sie möchte ich ermutigen, an ihren Problemen zu arbeiten, die nämlich durchaus lösbar sind.

Schließlich fand ich es wichtig, am Ende des Buches noch erfolgreiche Expert*innen zu Wort kommen zu lassen, die mitten im Leben stehen und aus ihrer berufsbezogenen Sicht den Studierenden von heute Tipps mit auf den Weg geben.

Am Ende wünsche ich allen Studis viel Erfolg für ihr Studium und ein glückliches, gelingendes Leben.

Mai 2021 Dr. phil. Gabriele Bensberg

Inhaltsverzeichnis

Teil I Programmiere dich auf Erfolg!

1 Lebe deinen Traum 3
Lebensvision 4
Lebensziele 6
Vision Board als Zielcollage 8
Jahresziele 11
Das SMART-Prinzip 12
Symbole als stille Helfer 14

2 Selbstinstruktionen und Selbstwertstärkung 17
Mit innerem Sprechen auf Erfolgskurs 19
Vernetzung mit dem Vision Board 21
Strategien zur Selbstwertsteigerung! 24

3 Positive Verstärker und euthyme Techniken 29
Was sind positive Verstärker? 30
Kategorien und Beispiele 31
Die Dosis macht's 32

Euthyme Techniken 34
Aktivierung der 5 Sinne! 35
Unterschiede zwischen positiven Verstärkern und euthymen Techniken 36

Teil II Setze effiziente Strategien ein!

4 Arbeitsplatz 41
Störfaktoren am Arbeitsplatz 42
Akustische Störfaktoren 43
Visuelle Störfaktoren 44
Klimatische Störfaktoren 44
Trennung von Arbeits- und Freizeitbereich 45
Arbeitsort 46

5 Lernplanung 49
Die Menge-Zeit-Berechnung 50
Kurz- und langzeitige Planung 52
Arbeitsphasen und Pausen 55
Was tun, wenn die Zeit nicht reicht? 56

6 Zeitmanagement 59
Baseline erstellen 60
Zeitbereiche 63
Lernzeit 64
Freizeit 65
Alltagszeit 65
Individuelles Zeitmanagement 66
ALPEN-Technik 68

7 Lerntechniken 71
Karteikartenmethode manuell und digital 72
SQ3R-Methode 75

Mindmapping manuell und digital 78
Auswendiglernen 84
E-Learning 86
Rationelles Lesen 87
Lesehilfen 88

8 **Gedächtnistechniken** 93
Wie funktioniert das menschliche Gedächtnis? 94
Gedächtnistypen 95
Das Vergessen 96
Blockierung von Abrufprozessen 97
Stress 97
Hemmungsprozesse 98
Erleichterung von Abrufprozessen durch Wiederholen 99
Spezifische Gedächtnistechniken 100
Assoziieren und Visualisieren 101
„Eselsbrücken" 103
Loci-Technik 103
Mindmapping 106
Schlüsselwortmethode 106

9 **Prüfungsstrategie** 109
Vor der Prüfung 110
Der Tag davor 110
Programmiere dich positiv! 112
Der Prüfungstag 113
Planen 113
Entspannen 114
Während der Prüfung 115
Schriftliche Prüfungen 116
Mündliche Prüfungen 117
Das Wichtigste zuerst 118
Nach der Prüfung 121

10 Abschlussarbeit 123
Formalien beachten 124
Arbeitsplan erstellen 125
Charakteristika wissenschaftlichen Arbeitens 126
Literaturrecherche 130
Lesen und Exzerpieren 132
Gliederung erstellen 133
Das Bauherrenprinzip: Vom Groben zum Feinen 135
Der rote Faden 138
Vier bis sechs Augen sehen mehr 138
Ausdruck, Bindung, Abgabe 139
Und danach? 139

Teil III Lass Studienprobleme hinter dir!

11 Kein Motivationsloch mehr! 143
Was ist Motivation? 144
Extrinsische und intrinsische Motivation 145
Erziehung und familiäre Einflüsse 145
Attributionsmerkmale und Anforderungspräferenz 146
Flow-Erlebnis 147
Typische Motivationskiller 148
Die Sache mit den Lebenshüten 148
Falsches Fach, falsche Uni, falscher Ort usw. 149
Misserfolge 150
Mangelnde Anstrengungsbereitschaft und Unfähigkeit zum Belohnungsaufschub 150
Gegenmittel oder der Knoblauch gegen den Vampir 152
Lebenshüte auf- und umsetzen 152
Realistische Selbsteinschätzung 153

Effiziente Lern- und Prüfungsstrategien aneignen 154
Engagement und Selbstverpflichtung 154

12 Konzentrationsprobleme? Nein danke! 159
Konzentration und Konzentrationsprobleme 160
Ursachen und Behebung von Konzentrationsproblemen 161
ADHS-E und Fehlfunktion der Schilddrüse 161
Drogenmissbrauch 162
Stress, Schlafmangel und falsche Ernährung 162
Äußere und innere Ablenkung 163
Private Probleme und Verständnisprobleme 164
Interesselosigkeit/Motivationsprobleme 165
Pseudokonzentrationsprobleme 167
Unrealistische Erwartungen 167
Selbstbeobachtung 168
Konzentrationstests 169
Einfache Onlinetests 169
Wissenschaftlich überprüfte Testverfahren 170
Übungen zur Steigerung der Konzentrationsfähigkeit 171
Wörter zählen 171
Laut lernen 172
Kommentieren, was man tut 172
Das Prinzip der Achtsamkeit 173

13 Prüfungsangst? So besiegst du sie! 177
Entstehung und Aufrechterhaltung von Prüfungsangst 178
Ändere dein Denken! 181

Bearbeitung von selbstschädigenden Überzeugungen 182
Zweispaltentechnik 183
Sechsstufiges Veränderungsschema 184
Sorge für Entspannung 184
Progressive Muskelrelaxation (PMR) 185
Fantasiereise 186
Schlafhygiene 188
Erste Hilfe bei Blackout 190

14 Schreibblockaden waren gestern! 193
Was ist eine Schreibblockade? 194
Externale Ursachen und Bewältigungsstrategien 195
Bei mangelndem Knowhow: Infos einholen und Schreibkurse besuchen 195
Bei inhaltlichen Problemen: Sich „durchbeißen" oder abbrechen 196
Internale Ursachen und Bewältigungsstrategien 197
„Schreibmythen" 198
Überhöhter Anspruch 198
Der innere Zensor 200
Angst vor dem Studienabschluss 200
Prokrastination oder „Aufschieberitis" 201
Spezielle Schreibübungen bei Schreibblockaden 203
Clustering 203
Worst Text 205
Linkshändiges Schreiben 207
Free Writing 207

Teil IV Interviews

15 Interview mit Kim Behm 213

16 Interview mit Rimtautas Dapschauskas 217

17 Interview mit Mareen Möller 221

18 Interview mit Joachim Reihle 225

19 Interview mit Philipp Alexander Erbe 229

Teil I

Programmiere dich auf Erfolg!

1

Lebe deinen Traum

Inhaltsverzeichnis

Lebensvision 4
Lebensziele 6
Vision Board als Zielcollage.... 8
Jahresziele 11
Das SMART-Prinzip 12
Symbole als stille Helfer 14

Worum geht es?

Kap. 1 ermutigt dich, deine Besonderheit zu entdecken und zu leben. Du erfährst, wie du deine persönliche Lebensvision findest, und wie du Ziele definierst und realisierst, für die du brennst. Solltest du gerade sehr viel Stress im Studium haben, solltest du zunächst andere Kapitel vorziehen und den ersten Teil des Buches später lesen.

G. Bensberg, *Survivalguide Studium*,
https://doi.org/10.1007/978-3-662-63895-8_1

Lebensvision

Eine Lebensvision subsumiert dein Leben als Ganzes unter einer Leitidee und ist weniger konkret und zeitlich festgelegt als es Ziele sind. Eine Vision wirkt wie ein Kompass, dem du nur noch folgen musst. Sie hilft dabei, die passenden Ziele für dein Leben zu finden. Visionen sind nicht zu verwechseln mit Tagträumen, denn eine Vision ist nicht nur reine Fantasie, sondern auf Erfolg ausgerichtet und enthält schon Leitlinien für das Handeln.

Beispiel

Eine Vision kann darin bestehen, reich oder berühmt zu werden. Camille Claudel wollte schon als 14-Jährige eine berühmte Bildhauerin werden. Napoleon Hill, der 1883 in einer ärmlichen Blockhütte in Virginia geboren wurde und mit seinem Buch „Think and Grow Rich", das immer noch aufgelegt wird, Millionen verdiente, war von einem „burning desire" nach Reichtum erfüllt. Wernher von Braun träumte schon als kleiner Junge davon, dass der Mensch zum Mond fliegt, und Heinrich Schliemann wollte schon im Knabenalter Troja ausgraben. Je früher im Leben solche Visionen entwickelt werden und je emotionaler und ichrelevanter sie sind, desto wahrscheinlich ist auch ihre spätere Realisierung.

Die genannten Beispiele sind natürlich extrem. Die Visionen der meisten Sterblichen sind bescheidener. In jedem Fall aber sind Visionen die Flügel des Erfolgs.

Wie finde ich meine persönliche Lebensvision?

Wenn du deine Lebensvision noch nicht gefunden hast, schlage ich dir 3 Übungen vor:

1. Schaukelstuhl

Stell dir vor, du bist 90 Jahre alt, sitzt in einem bequemen Schaukelstuhl und lässt dein Leben Revue passieren. Was waren die zentralen Werte, auf was möchtest du zurückblicken?

2. Zauberstab

Wenn du einen Zauberstab hättest, der dir alle Wünsche erfüllen könnte, wie würdest du dein Leben idealerweise einrichten? Was wäre dann alles anders?

3. Der ideale Tag

Stell dir in der Fantasie einen idealen Tag deines Lebens vor. Fange mit dem frühmorgendlichen Aufstehen an und ende mit dem Zubettgehen. Was ereignet sich an diesem Tag, wo befindest du dich, wie verbringst du deine Zeit, von welchen Menschen bist du umgeben? Notiere am Ende alle deine Einfälle schriftlich.

Trau dich, deine persönliche Lebensvision zu entwickeln. Du hast es weitgehend in der Hand, was du aus deinem Leben machst. Glaube an dich und deine innere Kraft und lebe deine Vision!

Nichts fördert so sehr die Lebensqualität wie der persönliche Einsatz für eine Vision. Selbst wenn man am Ende seines Lebens schlimmstenfalls feststellen müsste, dass die eigenen Lebenspläne eine Vision geblieben sind, hat ihr Vorhandensein doch dazu beigetragen, dem Leben Sinn und Richtung zu geben.

Visionen sollten in einem nächsten Schritt auf Lebensziele und Jahresziele bis hin zu Tageszielen heruntergebrochen werden!

Lebensziele

Lebensziele sind konkreter als Visionen und stecken bereits einen ungefähren zeitlichen Rahmen ab. Eine Vision lässt sich in mehrere Lebensziele aufspalten, die in Wünschen und Zielen bestehen, die eine Person in ihrem Leben realisieren möchte. Ohne Lebensziele treiben wir dahin wie ein Blatt im Wind und werden vielleicht irgendwohin geweht, wo wir gar nicht sein wollen. Es besteht dabei die Gefahr, dass andere bestimmen, wie wir leben, d. h. wir leben selbst gar nicht, sondern werden gelebt.

Beispiele für Lebensziele

- Sich mit einer Idee beruflich selbstständig machen
- In das geliebte Urlaubsland auswandern und dort tätig sein
- Feste Partnerschaft eingehen, 2 Kinder bekommen, Haus bauen
- Mit 40 Jahren aussteigen und in einer Waldhütte in Kanada leben

Wie findet man Lebensziele? Am Anfang stehen bedeutsame Fragen, die man sich selbst stellt, etwa:

- Was ist mir in meinem Leben wichtig?
- Wenn ich nur noch ein halbes Jahr zu leben hätte, was wollte ich auf jeden Fall noch tun?
- Welche Tätigkeiten machen wir wirklich Spaß?
- Was würde ich mit meinem Leben anfangen, wenn Zeit und Geld keine Rolle spielten?
- Gibt es Personen, die ich toll finde, und was finde ich an ihrem Leben so beeindruckend?

Finde weitere Fragen, die dir sinnvoll erscheinen

____

____

____

Lebensziele hängen eng mit persönlichen Werten zusammen. Frage dich also auch, was deine persönlichen Werte sind. Wer sich über die Ungerechtigkeiten in unserer Gesellschaft empört, findet vielleicht in diesem Bereich sein Lebensziel, geht in die Politik oder arbeitet als Sozialarbeiter, um etwas zu ändern. Wer von dem Elend der Straßenhunde in Ländern Südosteuropas stark betroffen ist, findet ein Lebensziel vielleicht darin, Tiermedizin zu studieren, um anschließend in einem dieser Länder zu arbeiten und dort eine Tierschutzorganisation zu gründen.

Impulsfragen

Was ist deine Lebensvision?

____

Was sind deine wichtigsten Lebensziele?

____

____

____

Eine andere bewährte Methode zum Finden von Lebenszielen besteht in der Anfertigung einer Collage. Die Collage geht schon einen Schritt weiter hinsichtlich der Konkretisierung, indem nun ein konkreter zeitlicher Rahmen vorgegeben wird.

Vision Board als Zielcollage

Ein Vision Board oder, etwas technischer ausgedrückt, eine Zielcollage ist eine Art Zukunftsentwurf. Das Thema kann z. B. sein „Mein Leben in 5 Jahren" oder „Mein Leben in 10 Jahren". Das Lebenswunschbild soll alle wichtigen Bereiche, also Studium, Partnerschaft, Beruf, Familie, Freundschaften, Freizeit, Sport usw. abbilden.

Um ein Vision Board zu kreieren, musst du in dich hineinhören und dir persönliche Fragen stellen!

Beispiel

Die Fragen können sein: Welchen Beruf strebe ich an? Will ich in Deutschland bleiben oder mindestens einige Jahre im Ausland leben? Möchte ich in der Stadt oder lieber auf dem Land wohnen? Will ich in der Nähe meiner Herkunftsfamilie sein oder sollten im Gegenteil viele Kilometer zwischen mir und meinen Verwandten liegen? Möchte ich irgendwann heiraten und eine Familie gründen, strebe ich eine feste Partnerschaft ohne Kinder an oder schwebt mir ein glückliches Singledasein vor? Brauche ich ein eigenes Haus zu meinem Glück oder genügt es mir, zur Miete zu wohnen? Wie wichtig ist überhaupt Geld für mich? Muss ich einen hohen Lebensstandard haben oder bin ich eher bescheiden? Ist Reisen für mich ein unverzichtbarer Bestandteil meines Lebens? Welche Hobbys faszinieren mich? Welche übe ich schon aus und welche möchte ich später einmal ausüben, z. B. Golf spielen oder mit dem eigenen Pferd Turniere reiten?

Ein Vision Board zu erstellen, ist nicht nur eine sehr wichtige Aufgabe, sondern macht auch noch Spaß. Du kannst kreativ sein, etwas gestalten und deinen Fantasien freien Lauf lassen.

Vision Boards sind nicht für die Ewigkeit gedacht, denn natürlich können sich Zielsetzungen und Wünsche auch ändern. So kann jemand, der nie an Familie dachte, sondern immer nur den beruflichen Erfolg vor Augen hatte, irgendwann darauf kommen, dass ein kuscheliges eigenes Nest doch nicht zu verachten ist und seine Lebensplanung entsprechend modifizieren.

Wie gehst du vor?

Du benötigst einen Stapel Zeitschriften, den du in Ruhe durchblätterst. Alle Bilder, die eigene, wichtige Lebensziele symbolisieren und dich persönlich ansprechen, schneidest du aus und klebst sie auf ein Blatt Papier bzw. den Bogen eines großen Zeichenblocks. Durch die Anordnung, Größe und Farbigkeit der Bilder ist es möglich, individuelle Gewichtungen vorzunehmen. Du kannst das Ganze ergänzen, indem du Zeichen, Wörter oder ganze Sätze einfügst, Bilder aus dem Internet herunterlädst oder selbst etwas zeichnest bzw. malst. Du solltest dich bei der Erstellung des Bildes ganz von deinen Intuitionen leiten lassen und sie nicht von vornherein einer Realitätsprüfung unterziehen.

Wichtig ist, dass man sein Vision Board möglichst oft betrachtet, vor allem vor dem Schlafengehen, damit sich die Ziele und Stationen einprägen und aus dem Unbewussten heraus Ideen und Strategien zur Realisierung heranreifen können. Häng dein Vision Board also am besten über deinen Schreibtisch oder in Sichtweite von deinem Bett auf!

Und wenn andere das komisch finden, dann reagiere mit einem nachsichtigen Lächeln und denke daran: Wer zuletzt lacht, lacht am besten! Für unterwegs bzw. für Reisen, Exkursionen und Urlaube solltest du dein Vision Board digitalisieren, so kannst du immer darauf zurückgreifen.

Ein Vision Board lässt sich natürlich auch digital erstellen, es gibt sogar eigene Programme. Schau beispielsweise unter folgendem Link nach: https://www.digitalvisionboard.de/.

Realisierbarkeit

Wenn dein Vision Board komplett ist, fragst du dich, wie realistisch deine Ziele sind. Mit „realistisch" ist „prinzipiell realisierbar", nicht aber „leicht oder schwer realisierbar" gemeint. Prinzipiell nicht realisierbar wäre der Wunsch, Mathematikprofessor zu werden, wenn dir Mathe immer als Buch mit 7 Siegeln erschien und deine Leistungen in diesem Fach ungenügend waren. Nicht realisierbar wäre auch der Wunsch, eine gefeierte Primaballerina zu werden, wenn du 180 cm misst, unsportlich bist und noch nie in deinem Leben Ballettunterricht hattest.

Hohe und sehr schwer realisierbare Ziele aber können ausgesprochen anregend und motivierend wirken. Um bei den Beispielen zu bleiben: Prinzipiell realisierbar wäre der Wunsch, Mathematikprofessor zu werden, wenn Mathe dein Sternchenfach war und dich die Welt der Zahlen schon in der Grundschule fasziniert hat. Prinzipiell realisierbar wäre der Wunsch, als Tänzerin Furore zu machen, wenn du von Kindesbeinen an Ballettunterricht hattest und dir deine Lehrer eine besondere Begabung attestieren. Dann hast du Chancen, die Aufnahmeprüfung an Hochschulen für Musik und Darstellende Kunst zu bestehen und in absehbarer Zeit auf jenen Brettern zu stehen, die für viele die Welt bedeuten. Solche Lebensziele sind zwar eine ausgesprochene Challenge, aber durchaus in die Tat umzusetzen.

Wenn du feststellen solltest, dass deine Ziele völlig unrealistisch sind, was aber äußerst selten vorkommt, erstellst du dein Vision Board noch einmal neu.

Jahresziele

Der nächste Schritt besteht darin, deine Lebensziele zu Jahreszielen herunterzubrechen und dabei einzelne Lebensbereiche zu unterscheiden.

Beziehungsziele betreffen Partnerschaft, Freundes- und Bekanntenkreis usw. im nächsten Jahr.

Studien- u. Berufsziele beziehen sich auf das Studium und den Beruf sowie auf weitere Qualifikationen, etwa Praktika, Auslandsaufenthalte, das Erlernen oder Vertiefen von Fremdsprachen usw. im nächsten Jahr.

Ich-Ziele meinen u. a. Hobbys (z. B. das Erlernen eines Musikinstruments), Weiterentwicklung der eigenen Persönlichkeit (z. B. lernen, gegenüber dem anderen Geschlecht nicht so schüchtern zu sein) usw. im nächsten Jahr.

Lege deine persönlichen Jahresziele fest!

____

____

____

Das SMART-Prinzip

Um das Erreichen deiner Ziele überprüfen zu können, sollten sie den Vorgaben des SMART-Prinzips entsprechen. Das SMART-Prinzip stammt aus dem Projektmanagement, wird mittlerweile aber in vielen beruflichen und persönlichen Bereichen eingesetzt.

Die Anfangsbuchstaben stehen für

S	specific
M	measurable
A	attainable
R	realistic
T	timely

Ziele sollten spezifisch, messbar, aktional erreichbar, realistisch und terminierbar sein! Nur dann sind sie überprüfbar und können notfalls korrigiert werden!

Was heißt das? Um ein **spezifisches Ziel** handelt es sich, wenn z. B. ein Abiturient Medizin studieren will. Unspezifisch wäre der Wunsch: „Ich will studieren." Hier bleiben viele Fragen offen. Welches Fach soll es sein, ist an eine Universität, Fachhochschule oder Duale Hochschule gedacht? Unser angehender Student setzt sich ein **messbares Ziel,** wenn er sich vornimmt, keine Note zu erhalten, die schlechter ist als 2,0. Allein der Vorsatz, gute Noten zu schreiben, wäre schon wieder „schwammig", denn was sind gute Noten? Gehören Noten über 2,0 noch dazu oder sind etwa nur Noten unter 2,0 gemeint usw.?

Ein **aktionales Ziel** ist durch persönliches Handeln erreichbar. Würde der Abiturient in einem Staat leben, der den Angehörigen bestimmter Bevölkerungsgruppen den Zugang zum Studium verwehrt – früher waren das einmal die Frauen –, könnte er den Wunsch zu studieren auch durch noch so große individuelle Anstrengungen nicht realisieren, sollte er zu einer, in dieser Weise diskriminierten Gruppe gehören.

Realistische Ziele zeichnet aus, dass sie den eigenen Fähigkeiten angepasst sind. Ist das nicht der Fall, wirken sie auf Dauer frustrierend. Der angehende Student der Humanmedizin hat sich ein realistisches Ziel gesetzt, wenn sein Abischnitt bei 1,3 liegt und er außerdem in den Fächern Physik, Chemie und Biologie besonders gut war. Wäre er mit Abischnitt 3,8 gerade mal so über die Bestehensgrenze geschrubbt, und sein Chemie- und Physiklehrer hätte sich im Unterricht die Haare gerauft ob so viel Unwissenheit, dürfte man berechtigte Zweifel haben, ob seine Studienplanung das Etikett „realistisch" verdient.

Wenn derselbe Abiturient sich vornimmt, sein Studium in 9 Semestern zu beenden, hat er sich ein **terminiertes Ziel** gesetzt. Gibt er hingegen an, so schnell wie möglich fertig zu werden, ist das genannte Ziel vage.

Nur wenn die Kriterien für die Zielerreichung klar sind, kannst du die Zielerreichung auch als Erfolg feiern und dich richtig gut fühlen.

Aktive Umsetzung

Im Idealfall lebst du so bewusst, dass selbst deine Tagespläne und Routinetätigkeiten in Zusammenhang mit deiner Lebensvision stehen und du auch darum weißt. Ist diese Bedingung erfüllt, gehst du selbst an die Erledigung langweiliger Aufgaben motiviert und engagiert heran – beste Voraussetzungen, um den Anstrengungen eines Studiums gewachsen zu sein.

Es gibt jedoch ein großes Aber, denn wie heißt es so schön: „Denn erstens kommt es anders und zweitens als man denkt …“ Es ist eine Binsenweisheit, dass das Leben nicht zu 100 % planbar ist. Daher rate ich dir, bei der Festlegung deiner Ziele auch an mögliche Alternativen zu denken, sollte eines deiner Ziele aus Gründen, die du vielleicht gar nicht zu vertreten hast, nicht mehr erreichbar sein. Bleibe flexibel in deinem Denken und rechne mit den Unwägbarkeiten des Lebens; manchmal sind sie stärker als wir. Aber in der Regel kann man ihnen die Stirn bieten und nach jedem Rückschlag wie Phönix aus der Asche steigen. Warum solltest du das nicht auch können?

Symbole als stille Helfer

Im Verlauf der Evolution, von den Urformen des Menschen bis hin zum Homo sapiens, ist die Sprache eine ganz junge Entwicklung.

Über unzählige Generationen hinweg verständigten sich Hominiden nicht durch Wörter und komplexe Sätze, sondern mit Zeichen, Gesten und Lauten. Diesem Umstand ist es zu verdanken, dass Bilder und Symbole selbst im Computerzeitalter noch eine hohe Wirkkraft haben. Du kennst wahrscheinlich den Satz: Ein Bild sagt mehr als 1000 Worte. Diesen Satz würden die meisten Menschen sofort unterschreiben.

Beispiel

Auch das menschliche Gedächtnis arbeitet sehr viel mit Bildern. Du hast wahrscheinlich selbst schon die Erfahrung gemacht, dass du das Gesicht einer bestimmten Person deutlich vor Augen hattest, aber dich nicht mehr an ihren Namen erinnern konntest. Daher sind Lern- und Gedächtnismethoden wie das Erstellen von Mind-Maps, die diese Eigenart berücksichtigen, auch so effizient. Mehr dazu in Kap. 7.

Was aber ist ein Symbol? Das Wort kommt aus dem Griechischen und bedeutet ursprünglich „Zusammengefügtes“. In der Antike war es bei den Griechen Sitte, dass man einem Freund beim Abschied die eine Hälfte eines in 2 Teile zerbrochenen Gegenstandes (z. B. ein Ring, eine Tontafel) schenkte. Auf diese Weise blieb man einander verbunden, und auch die Nachkommen, die die Teile erbten, konnten sich gegenseitig noch als Freunde erkennen. Ein Symbol war ursprünglich also ein Freundschaftszeichen.

Symbole fassen eine Welt von Gedanken, Gefühlen und Bewertungen in einem einfachen Zeichen oder Bild zusammen. Der Ehering ist ein Symbol für Bindung, die rote Rose für Liebe usw. Es lassen sich unzählige weitere Beispiele finden.

Die Wirkung von Symbolen hat mit 2 Charakteristika zu tun: Symbole sprechen die Sinne des Menschen unmittelbar an und Symbole können nie vollständig mit dem Verstand erfasst werden.

Es bleibt immer ein letzter, individuell deutbarer Rest, den man durch eigene Ideen und Emotionen auffüllt. Und genau damit hängt die motivierende, veränderungswirksame Kraft von Symbolen zusammen. Engagement und Veränderung entstehen am ehesten aus Botschaften, die durch ganz persönliche Interpretationen und Bezüge ergänzt werden müssen.

Impulsfrage

Welche Symbole passen zu deiner Lebensvision?

____

____

____

Merke!

- **Visionen stehen am Anfang großer Erfolge!**
- **Vision Boards werden zu Jahreszielen heruntergebrochen!**
- **Ziele sollten spezifisch, messbar, aktional, realistisch und terminiert sein!**
- **Symbole haben eine motivierende und veränderungswirksame Kraft!**

2

Selbstinstruktionen und Selbstwertstärkung

Inhaltsverzeichnis

Mit innerem Sprechen auf Erfolgskurs 19
Vernetzung mit dem Vision Board................... 21
Strategien zur Selbstwertsteigerung!.................... 24

Worum geht es?

In diesem Kapitel erhältst du Tipps, wie du durch eine positive Kommunikation mit dir selbst deinen Erfolg im Studium steigern kannst.

Jeder Mensch spricht mit sich selbst. Mit innerem Sprechen ist nicht gemeint, dass man laute Selbstgespräche führt, was für Kinder noch normal ist, aber bei Erwachsenen etwas „gestört" wirkt. Das innere Sprechen hingegen ist lautlos und bei jedem Menschen – auch bei dir – nachweisbar.

G. Bensberg, *Survivalguide Studium*,
https://doi.org/10.1007/978-3-662-63895-8_2

Es gibt enge Verbindungen zwischen dem inneren Sprechen und Denkinhalten, zu denen auch sog. automatische Gedanken gehören. Automatische Gedanken enthalten konkrete personenbezogene Botschaften im Telegrammstil und drängen sich einem oft geradezu auf.

Im Unterschied zu bewussten Denkprozessen, die z. B. ablaufen, wenn man eine Mathematikaufgabe lösen will, finden innere Dialoge „verdeckt", an der Schwelle zum Bewusstsein statt. Den meisten Menschen kommt es so vor, als liefen diese Prozesse von selbst ohne eigenes Zutun ab.

Selbstgespräche haben eine deutliche Auswirkung auf unser Befinden und unsere Leistungsfähigkeit. Es sind Aussagen, mit denen wir uns quasi programmieren und die als „self-fulfilling prophecies" wirken können.

Gerade im Spitzensport und in der Wirtschaft werden zunehmend Mentaltrainings zur Leistungsoptimierung eingesetzt. Positive Selbstinstruktionen sind ein wichtiger Bestandteil derartiger Trainings. Sie wirken autosuggestiv und sprechen auch unbewusste Schichten der Persönlichkeit an. Damit sie wirksam werden, gilt es einige Formulierungsregeln zu beachten, da das Unbewusste eigenen Gesetzen folgt.

Positive Selbstinstruktionen sollten aus kurzen, knappen Aussagen bestehen, gegenwartsbezogen sein, keine Konjunktive und vor allem keine negativen Formulierungen enthalten wie z.B. „Ich falle bei der Prüfung nicht durch!"

Der rosarote Elefant

Versuche, dir auf gar keinen Fall einen rosaroten Elefanten vorzustellen:

Was passiert? Mindestens 99 % von euch werden deutlich einen rosaroten Elefanten gesehen haben, der gewissermaßen automatisch vor ihrem inneren Auge erschienen ist.

Bei negativen Formulierungen – etwa „Ich will ***nicht*** durch die Prüfung fallen" – versteht das Unbewusste vor allem die Botschaft „durchfallen" und bahnt damit ggf. den Misserfolg an.

Falsche und richtige Formulierungen positiver Selbstinstruktionen

- **Falsch:** *Ich werde gut vorbereitet in die Klausur gehen.* (Futur)
- **Richtig:** *Ich gehe gut vorbereitet in die Klausur.*
- **Falsch:** *Ich würde gerne gut vorbereitet in die Klausur gehen.* (Konjunktiv)
- **Richtig:** *Ich gehe gut vorbereitet in die Klausur.*
- **Falsch:** *Ich gehe gut vorbereitet in die Klausur, um zu zeigen, was in mir steckt und weil das für den Abschluss wichtig ist.* (Zu lang)
- **Richtig:** *Ich gehe gut vorbereitet in die Klausur.*

Mit innerem Sprechen auf Erfolgskurs

Konstruktive Selbstkommunikationen appellieren an persönliche Stärken und rücken diese ins Zentrum des Bewusstseins. Sie sorgen außerdem für eine positive Grundstimmung und lassen negative Gedanken nicht die Oberhand gewinnen.

Beispiel

Eine Studie der Universitäten Bamberg und Wien ergab, dass jene Studierenden des Fachs Maschinenbau die besseren Konstrukteure waren, die bei der Arbeit verstärkt innere Dialoge führten und sich selbst Fragen stellten.

Eine andere Untersuchung zeigte, dass Kinder, die durch einen höheren Anteil an Selbstgesprächen charakterisiert waren, später mehr Zielstrebigkeit aufwiesen.

Man vermag die Wirkung des inneren Sprechens noch zu steigern, indem man konkrete Ziele einbaut. So kann man sich vornehmen, mehr oder anders oder an einem geeigneteren Ort zu lernen.

Wenn man regelmäßig konstruktive innere Dialoge führt, gewinnt man zunehmend an Selbstvertrauen, und die Konsequenz ist, dass man seine Ziele eher erreicht. Das hat auch damit zu tun, dass man bedingt durch das innere Sprechen viel bewusster lebt.

Motivierendes inneres Sprechen: Bachelorstudent mit Hauptfach Anglistik

„Heute Nachmittag lerne ich 3 Stunden lang zwischen 14 und 17 Uhr für das Fach „Short Fiction". Ich lese und bearbeite die Texte, die wir vorbereiten sollen, notiere unbekannte Vokabeln auf Karteikarten und fange an, ein Mindmap zu erstellen. In diesem Semester starte ich früh mit dem Lernen. Dadurch erspare ich mir vor den Prüfungen viel Stress und habe auch etwas mehr Freizeit. Außerdem lerne ich den Stoff gründlicher, sodass wahrscheinlich auch die Noten besser werden. Ich ziehe das durch, und ich weiß, dass ich es kann. Ich habe schon Einiges in meinem Leben geschafft, z. B. den Zweier im Mathe-Abi, für den ich sehr viel pauken musste."

Sollte man trotz einer optimalen Selbstkommunikation einen Misserfolg hinnehmen müssen – eine Garantie gibt es selbstverständlich nie und nicht immer ist man selbst für eine Niederlage verantwortlich – empfiehlt es sich, diesen Misserfolg direkt in den inneren Dialog einzubauen, indem man sich etwa fragt, was man daraus gelernt hat und in Zukunft besser machen wird.

Vernetzung mit dem Vision Board

Mit Selbstinstruktionen kannst du deinem Vision Board noch mehr Wirksamkeit verleihen, und zwar durch das Hinzufügen von Leitsätzen, Selbst-Affirmationen und Vorsatzformeln.

1. Leitsätze

Formuliere Leitsätze, die dich ansprechen und wichtige Lebensmaximen beinhalten. Dazu eignen sich einprägsame Lebensweisheiten, Zitate von Berühmtheiten oder Sprichwörter aus den verschiedensten Kulturen und Zeiten. Du kannst selbstverständlich auch eigene Maximen kreieren.

Beispiele

- Weniger ist mehr!
- Aus Steinen, die in den Weg gelegt werden, kann man etwas Schönes bauen!
- Work hard, play hard!
- Hinfallen, aufstehen, Krone richten, weitergehen!
- Es ist besser, auf einem neuen Weg zu stolpern, als auf der Stelle zu treten!
- Jeder Tag, an dem du nicht lächelst, ist ein verlorener Tag!
- Live free or die!

Du kannst dich auch auf einprägsame Schlagwörter beschränken wie etwa „Erfolg“, „Liebe“, „Familie“, „Reichtum“, „Karriere“ etc. Deine Leitsätze und Kernbegriffe fügst du deinem Vision Board gut sichtbar ein!

Notiere deine Leitsätze

____

____

____

2. Selbst-Affirmationen

Diese sollen sich direkt auf deine Person beziehen und eine optimistische Selbstaussage beinhalten. Selbst-Affirmationen beginnen meist mit „Ich bin …“ Sie sollten positiv, aber nicht völlig unrealistisch sein, sondern müssen zu dir persönlich passen. Es bringt nichts, sich Affirmationen einzureden, die von der eigenen Person weit entfernt sind. Jeder Mensch kann sich ändern, aber niemand kann sich völlig neu erschaffen.

Jemandem, der z. B. völlig unmusikalisch ist, keine einprägsame Stimme hat und keinen einzigen Ton richtig trifft, nützt die Affirmation „Ich bin ein Sänger“ nichts. Er wird voraussichtlich nie einen Hit landen oder stürmischen Applaus auf einer Bühne ernten, von Lacherfolgen mal abgesehen.

Vermeide außerdem Adverbien wie „stets“, „immer“ usw., da die Botschaft auf diese Weise unrealistisch wird. Kein Mensch ist immer fröhlich, gerecht, liebevoll usw.

Bei Selbst-Affirmationen ist weniger mehr! So sollten es nur 1–3 Affirmationen sein. Die Selbst-Affirmationen kann man als Bildschirmschoner verwenden, auf einer kleinen Karteikarte im Portemonnaie mit sich führen oder in Großbuchstaben an die Wand hängen, sodass man sie jeden Tag liest und ihre Botschaft auch unbewusste Schichten der Persönlichkeit erreicht.

Beispiele

- Ich bin auf dem richtigen Weg!
- Ich bin kreativ!
- Ich bin attraktiv!
- Ich bin liebevoll!
- Ich gehe achtsam durch das Leben!
- Ich bin charismatisch!
- Ich bin zielstrebig!
- Ich bin wertvoll!
- Ich bin ehrlich im Umgang mit anderen Menschen!
- Ich bin ehrgeizig!

Notiere deine Selbst-Affirmation(en)

____

____

____

3. Vorsatzformeln

Sie eignen sich besonders gut zur Zielerreichung, indem man sich zu konkreten Veränderungen und Aktionen verpflichtet. Vorsatzformeln sollten nach den Kriterien des SMART-Prinzips formuliert sein (vgl. Kap. 1). Nur so bringen sie dich deinen Zielen näher. Deine Vorsatzformeln kannst du am unteren Rand deines Vision Boards notieren.

Beispiele

- Ich gehe ab dieser Woche jeden Samstag von 9–10 Uhr ins Fitnessstudio.
- Ich nutze jeden Montag und Dienstag die längere Pause zwischen 2 Veranstaltungen zum Lernen in der Bibliothek.
- Ich schreibe von Mittwoch bis Freitag jeden Abend von 18–20 Uhr in meinem Zimmer an meiner Hausarbeit.
- Um abzunehmen, lasse ich von morgen an den Nachtisch in der Mensa weg.

Notiere deine Vorsatzformeln

____

____

____

Strategien zur Selbstwertsteigerung!

Fokussiere deine persönlichen Stärken!

Nimm ein weißes Blatt und trage darauf deine Fähigkeiten, positiven Eigenschaften, Erfolge usw. ein. Nimm dir dafür ca. 30–60 min Zeit. Die Aufgabe ist erst dann beendet, wenn das gesamte Blatt beschrieben ist. Zensiere nicht, was du schreibst, sondern schreibe munter drauflos. Notiere auch Besonderheiten wie z. B. „Ich kann eine Augenbraue hochziehen". Das ist eine „Kunst", die nicht jeder beherrscht und die sich in bestimmten sozialen Situationen effizient einsetzen lässt. Drehe das Blatt in verschiedene Richtungen, das regt den Ideenfluss an. Nimm z. B. Eintragungen vor, wenn das Blatt auf dem Kopf steht. Wenn dir nichts mehr einfällt, lass das Blatt einen Tag und eine Nacht lang liegen. Meist steigen dann neue Ideen in dir auf, denn das Unterbewusstsein beschäftigt sich weiter mit der Aufgabe.

Du kannst auch Kontaktpersonen, Freunde, Verwandte usw. fragen, welche Stärken sie dir zuschreiben. Das führt oft zu überraschenden Ergebnissen.

Suche Herausforderungen!
Plane etwas Ungewöhnliches, das du schon immer gerne tun wolltest, wovor du bisher aber zurückgeschreckt bist. Zieh im nächsten Urlaub mit Nomaden über den Ural oder nimm dir den Jakobsweg vor. Tu einmal etwas ganz Verrücktes! Jede Challenge, der man sich gestellt hat, stärkt das Selbstbewusstsein.

Lass Erfolge nicht verpuffen!
Notiere täglich alle Erfolge in einem Kalender oder lege einen Koffer in deinem PC an. Du wirst womöglich die Erfahrung mache, dass deine Erfolge in einigen Jahren zu einem kleinen Berg angewachsen sind.

Es gibt niemanden, der keine Erfolge in seinem Leben zu verzeichnen hat. Erfolge können dabei ganz unterschiedlichen Bereichen angehören. In unserer Kultur werden vor allem Erfolge im Leistungsbereich hochgeschätzt, daneben gibt es aber auch Erfolge in zwischenmenschlichen Beziehungen und Erfolge, die man im Umgang mit sich selbst verbuchen kann.

Erfolge im Leistungsbereich
Erfolge im Leistungsbereich sind z. B. gute Schulnoten, der erfolgreiche Abschluss einer Ausbildung oder eines

Studiums, ein Jobangebot usw. Aber auch Erfolge in den Bereichen Sport und Kunst, bei denen man Siegerurkunden und Medaillen erhält oder mit eigenen Werken an Ausstellungen teilnimmt, gehören dazu.

Erfolge im zwischenmenschlichen Bereich

Daneben gibt es Erfolge, die den zwischenmenschlichen Bereich betreffen. Vielleicht warst du während deiner Schulzeit einer der Mutigen, die sich am Mobbing eines unbeliebten Mitschülers nicht beteiligt haben. Vielleicht standest du einer guten Freundin/einem guten Freund in einer krisenhaften Zeit mit Zuhören und konkreter Hilfestellung zur Seite. Vielleicht hast du dich während der Krankheit deiner Mutter um deine Geschwister gekümmert und dich selbst in dieser Zeit weitgehend zurückgenommen. Die Mutter hat dir als Dankeschön vielleicht ein besonderes Geschenk gemacht, die kleine Schwester ein Herz gemalt.

Erfolge im Umgang mit sich selbst

Außerdem gibt es noch eine dritte Form von Erfolgen, die nur mit einem selbst zu tun haben. Sie können darin bestehen, dass man schwierige Lebensphasen in bewunderungswürdiger Weise gemeistert hat. Auch gelebte Selbstdisziplin, die z. B. im Umgang mit einer chronischen Krankheit oder in Prüfungszeiten von zentraler Bedeutung ist, sowie unter Beweis gestellte Selbstüberwindung, die einem ermöglichte, etwas zu tun, wovor man große Angst hatte, gehören zu diesen Erfolgen.

Es heißt nicht umsonst: *„Sich selbst bekriegen ist der schwerste Krieg, sich selbst besiegen ist der schönste Sieg.“* (Freiherr Friedrich von Logau)

Mach deine Erfolge sichtbar, räume ihnen einen Platz in deinem Leben ein. Jeder einzelne Erfolg erinnert dich an deine Stärken und an die positiven Seiten deiner Person.

Impulsfragen

Welche Gegenstände oder Schriftstücke sind Zeugen deiner persönlichen Erfolge?

____

____

____

Wie kannst du diese Gegenstände oder Schriftstücke ins rechte Licht rücken, sie beachten, wertschätzen etc.?

____

____

____

Merke!

- **Jeder Mensch ist mit sich selbst im Dialog!**
- **Inneres Sprechen wirkt als „self-fulfilling prophecy"!**
- **Positive Selbstinstruktionen sollten realistisch sein!**
- **Selbstinstruktionen steigern die Wirksamkeit von Vision Boards!**
- **Die Visualisierung von Erfolgen ist eine wirksame Strategie zur Selbstwertsteigerung!**

3

Positive Verstärker und euthyme Techniken

Inhaltsverzeichnis

Was sind positive Verstärker? 30
Kategorien und Beispiele 31
Die Dosis macht's 32
Euthyme Techniken 34
Aktivierung der 5 Sinne! 35
Unterschiede zwischen positiven Verstärkern und euthymen Techniken 36

Worum geht es?

Das Kapitel zeigt dir, wie du wertschätzend mit dir umgehst und trotz Studienstress eine positive Grundstimmung und hohe Lebensqualität bewahren kannst.

Eine positive Grundstimmung und eine hohe Wertschätzung gegenüber der eigenen Person sind wichtige

G. Bensberg, *Survivalguide Studium*,
https://doi.org/10.1007/978-3-662-63895-8_3

Voraussetzungen für die Verwirklichung persönlicher Visionen und Lebensziele und natürlich auch für ein erfolgreiches Studium.

Die meisten Studiengänge zeichnen sich durch ein dichtes Lernprogramm aus, sodass Zeiten des Genießens und Entspannens nur noch beschränkt zur Verfügung stehen. Umso wichtiger ist es, diese Auszeiten individuell bewusst zu genießen.

Es ist hilfreich, eine Art Pfadfindermentalität gegenüber der eigenen Person zu entwickeln, d. h. sich jeden Tag etwas Gutes zu tun. Ein Weg dahin ist der Einsatz von positiven Verstärkern und euthymen Techniken.

Was sind positive Verstärker?

Der Begriff stammt aus der empirischen Psychologie und meint, dass ein bestimmtes Verhalten in einer bestimmten Situation wiederholt gezeigt wird, weil auf dieses Verhalten ein positives Ereignis folgte.

Beispiel

Ein Student lernt viel für eine Prüfung und erhält eine gute Note. Das viele Lernen hat für ihn also eine positive Konsequenz. Immer wenn eine solche Konstellation gegeben ist, zeigen Menschen in der gleichen oder einer ähnlichen Situation höchstwahrscheinlich erneut das gleiche oder ein ähnliches Verhalten. Positive Konsequenzen steigern also die Auftretenswahrscheinlichkeit von bestimmten Verhaltensweisen.

Die positiven Konsequenzen kann man auch als Belohnungen bezeichnen, die man von anderen erhält oder die man sich selbst zuspricht. In der Kindheit empfängt man Belohnungen in der Regel von Erwachsenen, im Erwachsenenalter lassen sie sich jedoch als eine effiziente Selbstkontrolltechnik nutzen.

Kategorien und Beispiele

Verstärker kann man unterschiedlichen Bereichen zuordnen; meist unterscheidet man dabei 4 Kategorien:

- Soziale Verstärker (Party, Club, Shoppen mit der Freundin …)
- Materielle Verstärker (Kleidungsstück kaufen, Sofa bei eBay ersteigern)
- Handlungsverstärker (Squash spielen, Malen)
- Spirituelle Verstärker (Meditationskurs besuchen, Esoterik-Buch lesen …)

Impulsfrage

Welche Kategorie ist für dich am wichtigsten?

____

Beispiele für potenzielle Verstärker

- Tagträumen nachhängen
- Netflix schauen
- Urlaub machen
- In ein Fitnesscenter gehen
- Trendige Kleidung tragen
- Chatten
- Ein neues Computerspiel kaufen
- Eine Uni-Fete besuchen
- Sex haben
- Ausschlafen bis in die Puppen
- Auf dem Flohmarkt ein Schnäppchen machen

Viele weitere Anregungen enthalten sog. „Verstärkerlisten“ oder „Listen mit angenehmen Ereignissen“, die man einsehen kann, falls man nicht von sich aus genügend Verstärkungsmöglichkeiten findet. Diese Listen mit der Möglichkeit, die einzelnen Verstärker zu gewichten, findest du unter folgendem Link: https://www.uni-muenster.de/imperia/md/content/psychotherapie_ambulanz/aktivit__tenliste.pdf.

Impulsfrage

Was sind deine persönlichen Verstärker?

____

____

____

Die Dosis macht’s

Es lassen sich kleinere Verstärker (sich z. B. eine besondere Teesorte leisten, weil man es morgens geschafft hat, rechtzeitig zur Vorlesung um 8:15 Uhr zu erscheinen), mittlere Verstärker (sich z. B. eine Thai-Massage nach einer Klausur gönnen) und große Verstärker (z. B. ein Städtetrip nach bestandener Abschlussprüfung) unterscheiden. Kleine, mittlere und große Belohnungen sind für den Studienerfolg sehr wichtig, denn ein mit positiven „Incentives“ aufgebautes Lernverhalten kann kontinuierlicher und frustfreier aufrechterhalten werden. Gleichzeitig beinhalten viele Verstärker Freizeitaktivitäten und sorgen damit für eine Kompensation des Lernstresses; der „Akku“ kann neu aufgeladen werden.

Beispiel

Ein amerikanisches Forscherteam konnte nachweisen, dass Menschen, die auch in stressreichen Episoden ihres Lebens positiven Freizeitaktivitäten nachgingen, nicht nur weniger depressiv und mit ihrem Leben zufriedener waren, sondern auch in Bezug auf ihre körperliche Gesundheit besser abschnitten als eine Vergleichsgruppe, die mit ihrer Freizeit wenig anzufangen wusste. Erstere hatten einen niedrigeren Blutdruck, waren schlanker und in ihrem Speichel fanden sich geringere Spuren des Stresshormons Kortisol.

Beim Einsatz von Verstärkern ist darauf zu achten, dass eine ausgewogene Mischung von leicht, mittel und schwer erreichbaren „Belohnern" gefunden wird. Dabei ist die Beachtung des Prinzips der Verhältnismäßigkeit wichtig.

Gewährt man sich für einen Tag intensiven Lernens eine Wochenendreise, dient dies ebenso wenig dem Aufbau eines optimalen Lernverhaltens wie die Tasse wässrigen Tees im Verein mit der kargen Schwarzbrotschnitte, die man sich erst nach einer 10-stündigen Mammutlernphase gönnt, weil man unsinnigerweise im Kopf hat, doch noch nicht genug geschafft zu haben.

Neben der unterschiedlichen Erreichbarkeit von Verstärkern besteht eine weitere Voraussetzung für die Effizienz dieser Vorgehensweise darin, dass die Belohnungen nur nach erreichten Zielen und Zwischenzielen zum Einsatz kommen. Günstig wäre auch, wenn es sich bei den Verstärkern um Dinge oder Aktivitäten handelt, die man sich normalerweise nicht gönnt.

„Sei dein bester Freund, deine beste Freundin!" Mache dir das als Lebensprinzip zu eigen!

Das heißt, belohne dich für jedes Ziel und Zwischenziel, das du während des Studiums geschafft hast und sei dabei nicht knausrig.

Euthyme Techniken

Der Begriff „euthym“ leitet sich von dem griechischen Substantiv „euthymia“ her und meint eine positive Stimmungslage, die sich sowohl von einem niedergedrückten („dysthymia“) als auch einem hochgestimmten, euphorischen Zustand („hyperthymia“) unterscheidet.

Dem griechischen Philosophen Demokrit zufolge soll das Erreichen von „euthymia“, womit er einen Zustand ruhiger Lebensfreude meint, in dem sich die Seele unbeeinträchtigt von Ängsten oder Leidenschaften in Harmonie mit sich befindet, jedem Menschen ein zentrales Lebensziel sein.

Eine wesentliche Voraussetzung für die Fähigkeit des Genießens und damit die Möglichkeit, ein insgesamt lustvolleres Leben zu führen, besteht in der Beachtung folgender Prinzipien:

Genuss ist etwas Alltägliches

Genuss kann jederzeit erfahren werden, es bedarf dazu keiner besonderen Anstrengungen oder Kosten. Eine euthyme Lebensphilosophie hat mit der Freude an den kleinen Dingen des Alltags zu tun, etwa dem frisch gebrühten Kaffee am Morgen oder der erfrischenden Dusche am Abend.

Genuss ist etwas Begrenztes

Wenn der Gegenstand des Genusses ständig zur Verfügung steht, treten früher oder später Sättigungseffekte auf. Genießen ist an Selbstdisziplin und Verzicht gebunden, bedeutet also keinesfalls ein triebhaftes Sichgehenlassen. Selbst die absolute Lieblingsschokolade erzeugt nur noch Brechreiz, wenn man tagelang riesige Rippen davon in sich hineinstopft. Genuss hat auch etwas mit Ritualen zu tun, d. h. mit kontrolliertem, geplantem „Konsum“ an einem bestimmten Tag zu einer bestimmten Zeit.

Genuss ist etwas Individuelles

Du kennst vielleicht den Spruch „Was dem einen seine Eule, ist dem anderen seine Nachtigall“. Er gilt auch für das Genießen.

Es ist sinnlos, jemandem etwas schmackhaft machen zu wollen, zu dem der andere keinen Bezug hat, sei es die Band, die man selbst cool findet, der Freund aber öde, oder der Spinatauflauf, den man mit Hochgenuss verschlingt, während die Freundin ein Taschentuch vor den Mund presst und in Richtung Toilette davonstürzt.

Hieraus folgt: Man muss sich selbst kennen bzw. kennenlernen, wenn man sein Leben lustvoller gestalten möchte. Man sollte darauf achten, welche Bilder einem besonders gut gefallen, welche Musik man mag, welche Gerüche einem zusagen, welche Speisen man liebt und was man gerne anfasst.

Diese Sätze weisen auf ein Charakteristikum euthymer Verfahren hin: Ihre Wirkung ist an die Sinnesorgane geknüpft, d. h. sie streben genussvolles Sehen, Hören, Schmecken, Riechen oder Fühlen an. Für Studierende eignen sich diese Techniken besonders gut, da sie wenig Zeit beanspruchen und in vielen Alltagssituationen einsetzbar sind.

Aktivierung der 5 Sinne!

Genuss über das Riechen

Parfüm, Duftkerzen, Räucherstäbchen, Bratäpfel, Blumenduft usw.

Was riechst du besonders gerne?

___

Genuss über das Schmecken:
Schnitzel, Eis, Schokolade, Salat, Obst usw.

Was schmeckt dir am besten?

___

Genuss über das Tasten:
Eincremen, Katzenfell, Haut des Freundes/der Freundin, Seide usw.

Was fasst du sehr gerne an?

___

Genuss über das Hören:
Klavierspiel, Reggae, Vogelgesang, Kirchenglocken, Spieluhr usw.

Was sind für dich besondere Hörgenüsse?

___

Carpe diem! Genieße den Augenblick und lebe achtsam!

Unterschiede zwischen positiven Verstärkern und euthymen Techniken

Der Unterschied zwischen dem gezielten Einsatz positiver Verstärker und der Realisierung euthymer Techniken besteht darin, dass die erste Strategie an bestimmte Voraussetzungen geknüpft ist, während die zweite eher eine Lebensphilosophie darstellt.

Ich belohne bzw. verstärke mich positiv für das Erfüllen einer fremd- oder selbstgestellten Anforderung, und zwar mit dem Ziel, diese Leistung auch in Zukunft zu erbringen bzw. noch zu optimieren. Auf die kleinen Freuden des Alltags aber konzentriere ich mich, um meine Seele im Gleichgewicht zu halten und mir einen positiven Gemütszustand zu sichern, gleichgültig ob ich zuvor etwas geleistet habe oder nicht. Die Wenn-dann-Bedingung des Verstärkungsprinzips entfällt hier.

Der Einsatz von positiven Verstärkern und euthymen Techniken bedeutet eine hohe Wertschätzung der eigenen Person.

Erinnere dich: Ein Grundsatz des Verstärkereinsatzes lautet, sich selbst ein guter Freund/eine gute Freundin zu sein. Auch bei einer euthymen Lebensorientierung handelt man gegenüber der eigenen Person nach dem Pfadfinderprinzip und beweist damit Selbstwertschätzung. Und die ist wiederum ein Schlüssel zum Studien- und Lebenserfolg.

Merke!

- **Positive Verstärker und euthyme Techniken tragen zum Studienerfolg bei!**
- **Mach dir das Prinzip, dein bester Freund/deine beste Freundin zu sein, zu eigen!**
- **Nutze deine Sinnesorgane zu einem genussvolleren Leben!**

Teil II

Setze effiziente Strategien ein!

4

Arbeitsplatz

Inhaltsverzeichnis

Störfaktoren am Arbeitsplatz 42
Akustische Störfaktoren........................... 43
Visuelle Störfaktoren.............................. 44
Klimatische Störfaktoren.......................... 44
Trennung von Arbeits- und Freizeitbereich 45
Arbeitsort 46

> **Worum geht es?**
>
> **In diesem Kapitel lernst du, wie sich Störfaktoren am Arbeitsplatz ausschalten lassen, warum es wichtig ist, zwischen Arbeits- und Freizeitbereich zu trennen, und warum sich die Bibliothek als Arbeitsort empfiehlt.**

Nichts ist so störanfällig wie die geistige Leistungsfähigkeit. Dabei geht es nicht nur um innere Ablenkungen

G. Bensberg, *Survivalguide Studium*,
https://doi.org/10.1007/978-3-662-63895-8_4

wie Tagträume oder private Probleme, auch alle Außeneinflüsse, vom Straßenbaulärm bis hin zur sprichwörtlichen Fliege an der Wand, sind geeignet, das Leistungsvermögen empfindlich zu schwächen. Äußere Bedingungen sind mit verantwortlich dafür, wie gut oder schlecht die Leistungs- und Konzentrationsfähigkeit kurz- und langfristig ist.

Störfaktoren am Arbeitsplatz

Man unterscheidet Störfaktoren, die sich im Bewusstsein befinden von solchen, die eher im Randbewusstsein wirken.

Bewusstsein und Randbewusstsein

Psychologen gehen davon aus, dass unser Verhalten zu einem beträchtlichen Anteil von unbewusst ablaufenden Prozessen bestimmt wird. Dies legen Experimente zur selektiven Aufmerksamkeit nahe. Hier werden den Probanden auf dem einen Ohr z. B. menschliche Stimmen und auf dem anderen Ohr Tonfolgen eingespielt, wobei zuvor die Aufforderung ergeht, sich auf nur ein Ohr zu konzentrieren. Bei der anschließenden Befragung geben die Probanden normalerweise an, beispielsweise nur die Stimme und keine Töne gehört zu haben. Wenn man sie jedoch bittet, eine Reihe von Tonfolgen, die zum Teil neu, zum Teil schon dargeboten wurden, danach zu ordnen, wie angenehm sie ihnen sind, bevorzugen Probanden signifikant häufiger letztere. Das heißt, ihr Bewusstsein muss, von ihnen selbst unbemerkt, die bereits dargebotenen Tonfolgen in irgendeiner Weise erfasst haben.

Zu den bewusst wahrgenommenen Störfaktoren zählen direkte Unterbrechungen der geistigen Arbeit durch Besuche, Telefonanrufe, Wäsche waschen etc.

Die unterschwellig wahrgenommenen Störfaktoren lassen sich in akustische, visuelle und klimatische unterteilen. Zu den visuellen Störquellen rechnet man Beleuchtungsfehler, private Gegenstände wie CDs, das Stofftier oder die neue teure Sonnenbrille im unmittelbaren Arbeitsumfeld und zu den klimatischen eine zu hohe oder zu niedrige Temperatur oder aber Zugluft.

Akustische Störfaktoren

Mittlerweile weiß man aus verschiedenen Untersuchungen, dass Kühe mehr Milch geben, wenn sie in ihrem Stall in den Genuss von musikalischen Darbietungen kommen. Vor allem das Abspielen klassischer Musik scheint sich positiv auf die Milchproduktion auszuwirken. Auch manche Studierende sind der Überzeugung, dass es sich bei Musik besser lernen lässt, obgleich es mit der Übertragung von an Tieren gewonnenen Forschungsergebnissen auf den Menschen so eine Sache ist.

Die Aneignung neuen Lehrstoffs stellt hohe Anforderungen an die geistige Leistungsfähigkeit und erfordert eine möglichst ungeteilte Aufmerksamkeit. Daher sind akustische Störfaktoren jedweder Art, wenn es geht, zu vermeiden. Wenn du während des Lernens unbedingt Musik hören willst, solltest du auf jeden Fall textfreie Stücke mit einem eher ruhigen Rhythmus wählen.

Beispiel

Hinsichtlich des viel gerühmten Multitaskings weiß man mittlerweile, dass es nicht in der Form einer parallelen Wahrnehmung und Erledigung verschiedener Inhalte und Aufgaben existiert, sondern in der Fähigkeit besteht, sehr rasch zwischen unterschiedlichen Tätigkeiten und Anforderungen zu „switchen".

Visuelle Störfaktoren

Eine schlechte Beleuchtung kann nicht nur den Augen schaden, sondern beeinträchtigt auch die Konzentrationsleistung. Mittlerweile bekommt man für wenig Geld schon gute Arbeitsleuchten und eine solche zu erstehen, lohnt sich auf jeden Fall.

Die Lampe ist bei Rechtshändern links und bei Linkshändern rechts anzubringen, sie muss in Höhe und Leuchtbereich verstellbar sein, und die Birne sollte mindestens 60 W haben. Eine brauchbare Arbeitslampe ist außerdem kontrast- und spiegelfrei und sorgt für eine ausreichende und gleichmäßig verteilte Beleuchtung der Arbeitsfläche.

Die Arbeitsfläche selbst sollte wenigstens 100 cm breit und 60 cm tief sowie 70–80 cm hoch sein. Das Tageslicht trifft am besten von links oder von vorne ein.

Klimatische Störfaktoren

Der Arbeitsraum darf nicht zu kalt und nicht zu warm sein. Die Raumtemperatur sollte nicht unter 18 und nicht über 23 Grad Celsius liegen, wobei man sich aber auch an der persönlichen Wohlfühltemperatur orientieren sollte, die im Einzelfall etwas höher oder niedriger sein kann.

Deinen Arbeitsraum solltest du 2- bis 3mal pro Tag gut lüften, um die verbrauchte Luft durch frische zu ersetzen, auch wenn das mit der „frischen" Luft in Abhängigkeit von der Region, in der man studiert, relativ zu sehen ist.

Preiswerte Mittel gegen eventuell vorhandene Zugluft sind das altbewährte „Tesa-Moll" zum Abdichten alter luftdurchlässiger Fenster und ein an den unteren Teil des Türblattes geklebter sog. „Besen", den man käuflich erwerben kann, zur Überbrückung des lichten Abstandes zur Türschwelle.

Trennung von Arbeits- und Freizeitbereich

Dass persönliche Gegenstände vom Lernen ablenken und daher auf der Arbeitsfläche nichts zu suchen haben, muss nicht näher erläutert werden. Am Arbeitsplatz solltest du möglichst nichts Anderes tun als arbeiten und daher dort auch nur Arbeitsmaterialien deponieren. Es ist wichtig, den Schreibtisch nicht zu überladen und neben dem PC oder Laptop nur die Literatur zur Hand zu haben, die wirklich gerade benötigt wird. Bei mehreren aufgeschlagenen Büchern besteht ansonsten die Gefahr, von einer Textstelle zur anderen zu springen.

Es ist auch ratsam, sich zum Essen und Trinken an einen anderen Ort zu begeben, wobei diese lukullischen Genüsse ohnehin in die notwendigen Lernpausen zu verlegen sind.

Falls es in der eigenen Behausung nur einen Tisch gibt, der für Essen, Trinken, Arbeiten und Privates genutzt werden muss, mag es zwar mühsam erscheinen, diesen immer wieder vor dem Lernen von Illustrierten, Fotos, Souvenirs und sonstigen lieb gewonnenen privaten Accessoires zu befreien, aber es lohnt sich.

Neben der Verringerung von Ablenkungsmöglichkeiten durch allerlei Privates sorgt man damit zusätzlich für die wichtige sog. Reizdiskrimination, d. h., das Lernen wird mit anderen optischen Reizen verbunden als private Tätigkeiten, und diese optische Trennung signalisiert dem Gehirn, sich jeweils auf nur einen der beiden Bereiche zu konzentrieren.

Zu einer ähnlichen Trennung rate ich dir auch beim PC oder Laptop. Variierende Bildschirmschoner, lokal getrennte Dateien, die sich nur mit unterschiedlichen Passwörtern öffnen lassen, für Spiele, Privates und Studium, diskrepante Schriftarten und -größen usw. können auch hier helfen, Studium und Freizeit besser voneinander zu trennen und damit Ablenkungen zu vermeiden.

Impulsfrage

Was tust du in der nächsten Woche, um deinen Arbeitsplatz zu optimieren?

____

____

____

Arbeitsort

Viele der genannten widrigen Umstände und Störfaktoren lassen sich dadurch vermeiden, dass man in der Bibliothek lernt. Der Lärmpegel ist reduziert, die Beleuchtung in der Regel angemessen und die gemäßigte Raumtemperatur empfinden die meisten als angenehm.

Sollte man nur noch in der Nähe der Tür einen Platz ergattern, ist es ratsam, sich mit dem Rücken zum Eingang zu setzen, da ansonsten die Gefahr besteht, die Aufmerksamkeit allzu sehr den Hinein- und Hinausgehenden zuzuwenden.

In einer Bibliothek existiert im unmittelbaren Umfeld wenig Privates, mit dem man sich ablenken kann, und der sichtbare Fleiß vieler anwesender Kommiliton*innen wirkt auf die meisten eher ansteckend als abschreckend, sodass man – summa summarum – Arbeitsbedingungen vorfindet, die als weitgehend optimal bezeichnet werden können.

Allerdings gibt es eine Einschränkung: Lautes Auswendiglernen ist in Bibliotheken natürlich nicht möglich, sondern muss in die eigenen 4 Wände oder in die Natur verlegt werden. Und da es ohnehin nicht zu jeder Tages- und Nachtzeit möglich ist, in einer Bibliothek zu lernen – frühmorgens gegen 4 Uhr haben sich selbst die Geister der vielen, dort versammelten toten Dichterinnen und Dichter zur Ruhe begeben –, sollte der häusliche Arbeitsplatz so gestaltet sein, dass ungestörtes Lernen auch dort möglich ist.

Merke!

- **Störfaktoren am Arbeitsplatz kann man in akustische, visuelle und klimatische unterteilen!**
- **Reizdiskrimination hilft, Lernen und Freizeit voneinander zu trennen!**
- **Eine Bibliothek bietet gute Arbeitsbedingungen!**

5

Lernplanung

Inhaltsverzeichnis

Die Menge-Zeit-Berechnung. 50
Kurz- und langzeitige Planung. 52
Arbeitsphasen und Pausen 55
Was tun, wenn die Zeit nicht reicht? 56

Worum geht es?

In Kap. 5 erhältst du Tipps, wie du lang- und kurzfristige Arbeitspläne erstellst, Pufferzonen und Pausen einbaust und was du tun kannst, wenn die Zeit bis zur Prüfung nicht reicht.

Vor 50 Jahren konnte man sein Studium noch relativ frei gestalten, denn es gab nur einen sehr begrenzten Pflichtkanon, der absolviert werden musste. So hatte man

G. Bensberg, *Survivalguide Studium*,
https://doi.org/10.1007/978-3-662-63895-8_5

1974 an der Universität Heidelberg im Fach Erziehungswissenschaft die Zwischenprüfung mit nur 2(!) Pflichtscheinen bestanden, und eine Anwesenheitspflicht in Vorlesungen und Seminaren war unbekannt. Wenn man am Abend beim Treffen in einer Studentenkneipe auf die verrückte Idee kam, die Nacht durchzufahren, um am anderen Morgen in einem Pariser Bistro zu frühstücken, statt die Vorlesung zu besuchen, oder das Treffen mit der Frauengruppe viel wichtiger fand als eine zur selben Zeit stattfindende Lehrveranstaltung, war das kein Problem; man lieh sich die Mitschriebe von Kommiliton*innen aus und gut war's.

Tempi passati! Mittlerweile gelten ganz andere Bedingungen an den Hochschulen, und ein Studium zeichnet sich heute durch einen sehr hohen Anteil an Pflichtveranstaltungen aus. Daher ist es umso wichtiger, Arbeitspläne zu erstellen, um „blindes" Lernen zu vermeiden, das den Stoff erst zum „Berg" werden lässt.

Achtung! Du musst dich für alle Veranstaltungen, in denen du Credits erwerben willst, und seien es auch nur 2 Punkte für einen Sitzschein, zur Prüfung anmelden!

Die Menge-Zeit-Berechnung

Beim Erstellen von Arbeitsplänen sollte als erstes das Verhältnis von Stoffmenge zur verfügbaren Zeit und der persönlichen Arbeitsgeschwindigkeit geklärt werden.

Die meist durch die Dozent*innen vorgegebene Stoffmenge lässt sich am einfachsten durch die Seitenzahl bzw. die Anzahl der Slides der prüfungsrelevanten Literatur bestimmen, wobei eine grobe Schätzung im Allgemeinen genügt.

Man geht dabei von einer 6-Tage-Woche mit 6–8 Zeitstunden effektiver Lernzeit pro Tag aus, wobei der Besuch von Lehrveranstaltungen eingerechnet ist.

Ein halber bis ein ganzer Tag in der Woche sollte auf jeden Fall wenigstens bis ca. 4 Wochen vor den Prüfungen vom Lernen freigehalten werden. Auch kurz vor den Prüfungen ist es sinnvoll, zumindest stundenweise völlig „auszusteigen". Das ist wichtig, um den „Akku" wieder aufzuladen. Wer es gar nicht schafft, das Lernen einmal für mehrere Stunden sein zu lassen, sollte sich in dieser Zeit darauf beschränken, nur bereits verinnerlichte Inhalte zu wiederholen, da dies am wenigsten Anstrengung erfordert.

Die persönliche Lerngeschwindigkeit ist Studierenden aus eigener Erfahrung her meist gar nicht so genau bekannt, weil sie nicht registriert bzw. mit reinem Durchlesen und/oder „Rausschreiben" gleichgesetzt wurde. Ungefähre Angaben kann aber jeder machen, und sie reichen meist aus, weil natürlich auch der Schwierigkeitsgrad des Stoffes (Inhalt, Fremdsprache) und die geforderte Lernform (Auswendig lernen, Rechenaufgaben lösen, Texte bearbeiten) Einfluss auf die Lerngeschwindigkeit nehmen.

Impulsfragen

Wie schätzt du deine persönliche Lerngeschwindigkeit ein?

____

Woran machst du deine Einschätzung fest?

____

____

Kurz- und langzeitige Planung

Auch mit ungefähren Angaben lässt sich einigermaßen realistisch einschätzen, ob die Zeit bis zur Prüfung noch reicht, um den vorgesehenen Stoff zu lernen.

Wenn beispielsweise in 10 Wochen ca. 3000–4000 Seiten zu bearbeiten wären, müssten theoretisch pro Woche ca. 300–400 Seiten (Slides), pro Tag ca. 60–80 Seiten, und damit in einer Stunde ca. 10 Seiten Text bearbeitet werden. Das hört sich machbar an!

In der Praxis ist jedoch zu berücksichtigen, dass kaum jemand 10 Wochen lang an jedem Tag ein gleich hohes Lernpensum erbringen kann. Außerdem sind Wiederholungsphasen und Pufferzonen zu berücksichtigen, sodass für den genannten Zeitraum ein Maximum von ca. 1500–2000 Seiten sehr viel realistischer erscheint.

Bei anderen Lernanforderungen wäre wieder anders zu rechnen. Sind Texte in einer Fremdsprache vorzubereiten oder überwiegend Mathematikaufgaben zu üben, oder ist vermehrt Stoff auswendig zu lernen, so können sich ganz andere Lerngeschwindigkeiten ergeben. Das gilt auch für die in jedem Fall einzuplanenden Wiederholungsphasen.

Während Wiederholungen bei einer Textbearbeitung, bei der man sich nur die wichtigsten Aussagen/Ergebnisse merken muss, nach 1 Tag, 1 Woche und 1 Monat erfahrungsgemäß ausreichen, um den Prüfungsstoff ins Langzeitgedächtnis aufzunehmen, sind beim Auswendiglernen meist 7–8 und mehr Wiederholungen erforderlich.

Es ist wichtig, von Anfang an sog. Pufferzonen einzuplanen. Damit meint man Zeiten, die nur dann in Anspruch genommen werden, wenn geplante Lernphasen aus welchen Gründen auch immer (Krankheit, Familienangelegenheiten) nicht eingehalten werden können.

Ob jemand täglich eine kleinere oder einmal pro Woche eine größere Pufferzone oder eine Kombination aus beidem einplant, ist auch von individuellen Vorlieben abhängig. In der Praxis hat es sich bewährt, einen Puffer von 10 bis maximal 20 %, also mindestens einer Woche einzuplanen.

Es empfiehlt sich, an jedem Tag, der zum Lernen vorgesehen ist, schriftlich eine **Soll-ist-Überprüfung** vorzunehmen. In der Sollspalte hält man die geplanten Arbeitsphasen und -inhalte fest, in der Istspalte wird anschließend vermerkt, inwieweit die Planung auch tatsächlich eingehalten wurde.

Bei der Planung ist zu berücksichtigen, dass die Vorgaben der Modulhandbücher und Studienpläne idealisiert sind und beispielsweise von einem Studienabschluss nach 6 Semestern (Bachelor) bzw. 4 Semestern (Master) ausgehen. Ein großer Teil der Studierenden, nämlich ca. 40 %, überschreiten in der Praxis aber die Regelstudienzeit. Von diesen 40 % hängen etwa 85 % noch 2 Semester dran, u. a. weil sie neben dem Studium jobben, Praktika machen, sich mit persönlichen und/oder familiären Problemen herumschlagen, sich hochschulpolitisch engagieren usw.

Es ist, wie oft befürchtet wird, durchaus kein Beinbruch, wenn sich das Studium etwas verlängert, da fast alle Prüfungsordnungen ein Überziehen der Regelstudienzeit (im Masterstudiengang Management an der Universität Mannheim sind das z. B. 3 Semester) vorsehen. Ein Überschreiten der Regelstudienzeit ist auch kein Knockout für eine spätere Karriere, sondern kann sogar ein Plus bedeuten; bei Bewerbungen kommt es entscheidend darauf an, wie man die längere Studiendauer begründet und was man in dieser Zeit gemacht hat.

Im Auge behalten solltest du auf jeden Fall die sog. Orientierungsprüfung. Dabei handelt es sich nicht um eine reale Prüfung, sondern um den Nachweis, dass

nach dem 2. Semester bestimmte Leistungen erbracht sind bzw. eine vorgeschriebene Zahl von Leistungspunkten bzw. ECTS = „European Credit Transfer and Accumulation System" erreicht wurde.

Um die Orientierungsprüfung zu bestehen, musst du aber nicht alle Veranstaltungen besuchen, die im Studienplan für die ersten beiden Semester vorgesehen sind.

Beispiel

In meinem Studienfach Europäische Kunstgeschichte (75 %) an der Universität Heidelberg müssen für den Nachweis der Orientierungsprüfung nur 2 von insgesamt 4 Propädeutika bestanden sein, während Modulhandbuch und Studienplan je 2 Propädeutika im 1. und 2. Semester vorsehen. Also nicht verrückt machen lassen!

Bei der Studienplanung solltest du auch deine persönlichen Stärken und Schwächen berücksichtigen.

Impulsfragen

Was sind deine persönlichen Stärken und Schwächen? Bist du beispielsweise eher sprachlich oder mathematisch begabt, hast du ein gutes Gedächtnis, bist du sehr diszipliniert oder eher chaotisch-kreativ usw.?

____

____

Wie kannst du deine Studienplanung mit dem Wissen um deine Stärken und Schwächen optimieren?

____

____

Arbeitsphasen und Pausen

Die Länge der einzelnen Arbeitsphasen sollte grundsätzlich analog der vorhandenen Konzentrationsfähigkeit geplant werden und erreicht mit 1 1/2 h am Stück für die meisten ihr Maximum.

Wer sich jedoch nur 30 min am Stück konzentrieren kann, sollte auch keine längere Arbeitsphase einplanen, sondern lieber die Zahl der Lernphasen erhöhen und öfter kleine Pausen machen.

Kleine Pausen von wenigen Minuten (2–5 min) haben sich als leistungs- und konzentrationsförderlicher erwiesen als größere Unterbrechungen (>15–20 min) zwischen den einzelnen Arbeitsphasen.

Allgemein gilt, dass sich das Gehirn von einer geistigen Anstrengung sehr viel schneller erholt, als gemeinhin angenommen wird, vorausgesetzt, man unterlässt in den Pausen geistige Anstrengungen. Es ist nicht sinnvoll, längere Pausen mit Schachspielen oder dem Lesen von Nachrichten im Internet zuzubringen. Empfehlenswert sind Beschäftigungen wie Spaziergänge mit festgelegter Wegstrecke oder eine bestimmte Anzahl von Yogaübungen. Außerdem ist darauf zu achten, dass diese Beschäftigungen nach 15 bis maximal 20 min ein sog. „natürliches Ende" haben. Der Spaziergang um den Häuserblock oder 10 Yogaübungen erfüllen diese Voraussetzung. Andere Beschäftigungen wie etwa das Surfen im Internet sollte man hingegen eher meiden, weil man selbst aktiv werden muss, um sie zu beenden.

Wer feststellt, dass die geplanten Arbeitsphasen länger sind als die aktuelle Konzentrationsfähigkeit, sollte diese zunächst kürzen und dann in kleinen Schritten von 5–10 min wieder ausweiten.

Beginn und Ende der einzelnen Arbeitsphasen und Pausen sind möglichst genau einzuhalten, wobei man sich der Weckfunktion des Handys bedienen kann. Aber auch eine einfache Funkuhr, die außerhalb der eigenen Sichtweite deponiert wird, erfüllt diesen Kontrollzweck.

Grundsätzlich sollte der Arbeitsplan flexibel gehandhabt werden, d. h. immer den gerade vorhandenen eigenen Möglichkeiten angepasst sein.

Was tun, wenn die Zeit nicht reicht?

Sollte sich herausstellen, dass die vorgesehene Stoffmenge in der zur Verfügung stehenden Zeit auf keinen Fall bewältigt werden kann, gibt es verschiedene Lösungen.

Für manch studierenden „Leichtfuß" ist es mentalitätsmäßig kein Problem, die Prüfung ganz einfach um ein Semester oder ein ganzes Jahr zu verschieben und so ausreichend Zeit zu haben, den gesamten Stoff zu lernen. Allerdings hat diese Strategie den Nachteil, dass sich Prüfungen leicht derart summieren können, dass sie am Ende der vorgesehenen Studienzeit nicht mehr zu bewältigen sind. „Glücksritter" anderer Art lernen einfach nur so viel, wie ihnen Zeit zur Verfügung steht und vertrauen darauf, dass nur das Gelernte drankommt. Vor dieser Strategie ist ebenfalls zu warnen, da Prüfungen in der Regel nur einmal wiederholt werden dürfen und frühere Härtefallregelungen, die es mit ärztlichem Attest erlaubten, eine Prüfung 2-mal zu wiederholen, zunehmend abgeschafft werden.

In erster Linie ist in solchen Fällen daran zu denken, Prioritäten zu setzen. Man kann beispielsweise den wesentlichen Lernstoff herausfiltern und zuerst lernen oder sich zunächst ein oberflächliches Wissen aneignen und erst danach in die Tiefe gehen. In anderen Fällen, etwa wenn man im Rahmen einer Prüfung zu Beginn ein Spezialgebiet vortragen soll, kann es mehr Sinn machen, dieses besonders gut zu beherrschen und andere Bereiche eher zu vernachlässigen.

Wenn es in deinem Studiengang möglich ist, hinsichtlich der Semesterabschlussprüfungen zwischen dem Erst- und Zweittermin (zu Beginn des Folgesemesters) frei zu wählen, solltest du deinen Lernplan von vornherein darauf ausrichten, ein oder zwei Fächer, die dir besonders schwer eingängig sind oder die einen sehr hohen Lernaufwand erfordern, auf den Nachschreibtermin zu verschieben, sodass du die Semesterferien noch zum Lernen nutzen kannst und die Prüfungsdichte etwas entzerrt wird.

Wenn alle Stricke reißen, ist es auch möglich, von dem regulären Prüfungstermin mit ärztlichem Attest zurückzutreten. Allerdings solltest du dich vorher erkundigen, wie streng deine Hochschule bzw. dein Fachbereich die Anerkennung von Attesten handhabt. An manchen Hochschulen muss ein Attest amtsärztlich bestätigt werden, das ist aber eher die Ausnahme.

Merke:

- **Lern- und Arbeitspläne verhindern „blindes“ Lernen!**
- **Bei der Lernplanung sind „Puffer- und Wiederholungszeiten“ einzuplanen!**
- **Vor der Erstellung eines Arbeitsplans solltest du eine Menge-Zeit-Berechnung durchführen!**
- **Pausen sollten immer ein sog. „natürliches Ende“ haben!**
- **Es empfiehlt sich, in der Lernphase täglich eine schriftliche Soll-Ist-Überprüfung vorzunehmen.**

6

Zeitmanagement

Inhaltsverzeichnis

Baseline erstellen 60
Zeitbereiche 63
  Lernzeit 64
  Freizeit 65
  Alltagszeit 65
Individuelles Zeitmanagement 66
ALPEN-Technik 68

> **Worum geht es?**
>
> **Ein gutes Zeitmanagement stellt eine wichtige Voraussetzung für den Studienerfolg und späteren Berufserfolg dar. In diesem Kapitel lernst du, wie du dein Zeitmanagement optimieren kannst, welche Zeitbereiche man unterscheidet und wie man Wochen- und Tagespläne erstellt. Am Ende wird dir noch die ALPEN-Technik vorgestellt, die sich im Studium sehr gut einsetzen lässt.**

G. Bensberg, *Survivalguide Studium*,
https://doi.org/10.1007/978-3-662-63895-8_6

Baseline erstellen

Um sein persönliches Zeitmanagement zu optimieren, hat es sich bewährt, zunächst eine Phase der Selbstbeobachtung vorzuschalten.

Etwa 10 Tage lang solltest du in einem Zeitrapport vom morgendlichen Aufstehen bis zum abendlichen Zubettgehen detailliert festhalten, womit du deine Zeit verbringst und wie lange du dich mit der jeweiligen Tätigkeit beschäftigst.

Diese sog. Baseline gibt im Allgemeinen, wenn es nicht gerade untypische anderthalb Wochen im Leben waren, zur Genüge Auskunft über den bisherigen Lebensrhythmus. Darauf aufbauend lässt sich dann ein individueller Zeitplan entwickeln.

In dem Muster für die Erstellung einer Baseline (siehe unten) beschränke ich mich auf 3 Zeitkategorien: Lernzeit, Freizeit und Alltagszeit.

Beispiel

ZEITRAPPORT

Wochentag: ....

Datum: ....

Uhrzeit	Tätigkeiten	Ungefähre Dauer (min)	Zeitkategorien (Lernzeit/Freizeit/Alltagszeit)

Summen in Stunden: Lernzeit (L.): ___ Freizeit (F.): ___ Alltagszeit (A.): ___

Tab. 6.1 Zeitrapport

Natürlich kann der Zeitrapport auch im Format eines Tagebuchs, mit einer per PC erstellten Eigenkreation, mittels poppiger Stundenpläne aus dem Kaufhaus erbracht werden. Entscheidend ist nur, dass deutlich wird, womit man seine Zeit verbringt und wie das Verhältnis der verschiedenen Zeitkategorien zueinander ist. Wählst du für die einzelnen Bereiche unterschiedliche Farben, kannst du dir bereits mit einem Blick einen recht guten Überblick verschaffen.

Je mehr Kategorien man bildet, desto schwerer und zeitaufwendiger ist die Zuordnung, daher mein Rat, zu den 3 Hauptkategorien allenfalls noch die Kategorie „Sonstiges" hinzuzunehmen.

Im Anschluss an die erstellte Baseline solltest du dir selbstkritisch folgende Fragen beantworten und ggf. über Verbesserungsmöglichkeiten nachdenken:

Impulsfragen

Ist der Zeitaufwand den Tätigkeiten angemessen?

____

Ist die Abfolge von Arbeitsphasen und Pausen zufriedenstellend?

____

Entspricht der Zeitaufwand für die einzelnen Tätigkeiten ihrer Wichtigkeit?

____

Resultieren aus dem Zeitrapport befriedigende Arbeitsergebnisse und Freizeitphasen?

____

Hat man eine Baseline erstellt, die für die vergangenen anderthalb Wochen typisch ist und die Kontrollfragen beantwortet, beschäftigt man sich zunächst näher mit den einzelnen Zeitbereichen.

Zeitbereiche

Ziel sollte sein, die 3 Zeitbereiche Lernzeit, Freizeit und Alltagszeit in ein optimales Mischungsverhältnis zu bringen. Jeder dieser 3 Zeitbereiche lässt sich nochmals in fixe und frei wählbare Zeiten unterteilen.

1. **Lernzeit** wird einerseits in Veranstaltungen (Vorlesungen, Seminare, Übungen, Tutorien etc.) verbracht, deren Zeiten fest vorgegeben sind, andererseits betrifft sie Zeiten für das sog. Selbststudium (Vor- bzw. Nachbereitung von Veranstaltungen, Prüfungsvorbereitungen, Präsentationen erstellen etc.), die frei wählbar sind.
2. **Freizeit** kann zu festgesetzten, regelmäßigen Terminen (z. B. Sport in Vereinen, Spieleabende) und/oder spontan bzw. zeitlich frei wählbar stattfinden (z. B. Fernsehen, Essen gehen), das gilt auch für die Zeit mit dem Partner, mit Freund*innen, Kommiliton*innen etc.
3. **Alltagszeit** meint die Zeit für die zahlreichen Aufgaben des täglichen Lebens, die weder Freizeit noch Lernzeit sind, sich nicht selten jedoch als regelrechte Zeitfresser entpuppen. Manches davon wird eher zu festgelegten Zeiten erledigt (z. B. morgendliche Toilette, Essenszeiten), anderes zeitlich eher offengelassen (z. B. Zimmer aufräumen, Einkaufen gehen).

Es ergeben sich damit 6 Zeitbereiche, von denen man die 3 fixen als erste in den Zeitplan einträgt. Das bedeutet nicht, dass sie nicht veränderbar wären, hat aber den Vorteil, dass schnell deutlich wird, wo und wie viel Zeit noch zur freien Planung zur Verfügung steht.

- **Lernzeit:** **fix/frei**
- **Freizeit:** **fix/frei**
- **Alltagszeit:** **fix/frei**

Lernzeit

Jede(r) kennt den „inneren Schweinehund“, der es immer wieder fertigbringt, dass beste Absichten und ausgefeilte Pläne erst gar nicht realisiert oder über kurz oder lang wieder verworfen werden. Da man diesen „inneren Schweinehund“ selten totschlagen kann, ohne Suizid zu begehen (haha), ist es besser, „ihn“ an die lange Leine zu nehmen.

Arbeits- bzw. Lernzeiten sind möglichst analog dem eigenen Lebens- bzw. Biorhythmus zu planen. Sogenannte Morgenmuffel, auch Eulen genannt, sollten nicht unbedingt schon frühmorgens mit dem Lernen anfangen, und wer abends recht schnell müde wird (die sog. Lerchen), sollte keine Spätschichten einlegen.

Die fixen, durch den Lehrbetrieb vorgegebenen Veranstaltungszeiten mit Anwesenheitspflicht nehmen auf den persönlichen „Biorhythmus“ keine Rücksicht, sodass Vielen nur die „Peitsche“ oder der Versuch bleibt, den eigenen Rhythmus zu verändern. Letzteres ist nicht unmöglich, sollte aber besser in kleinen Schritten geschehen und braucht daher Zeit.

Zeiten für das Selbststudium wählt man so, dass sie mit den Phasen korrespondieren, in denen man sich geistig am fittesten fühlt, unabhängig davon, ob das morgens, mittags oder spätabends ist.

Zeiten, in denen die geistige Leistungsfähigkeit geringer ist, kann man für Routinetätigkeiten wie Literaturrecherchen, Kopieren, Unterlagen ordnen etc. vorsehen.

Phasen, in denen die geistige Leistungsfähigkeit ihren Tiefpunkt hat, wären dann planerisch eher für Aufgaben im Haushalt bzw. Alltagsverpflichtungen oder für die Freizeit vorzusehen.

Freizeit

Von den Römern stammt der altbekannte Spruch „mens sana in corpore sano“ (gesunder Geist in einem gesunden Körper). Schon in der Antike wusste man, dass körperliche Betätigung nicht nur zur Kompensation geistiger Anstrengungen geeignet ist, sondern sogar als deren Voraussetzung verstanden werden kann. Jede Art sportlicher Betätigung ist daher als Freizeitbeschäftigung besonders empfehlenswert.

Manche „Rund-um-die-Uhr-Lerner“ haben Probleme, entsprechende Freizeitinteressen für sich zu entdecken, wissen mit ihrer freien Zeit nichts anzufangen oder glauben, an nichts oder nur relativ wenigen Dingen interessiert zu sein. In solchen Fällen kann es helfen, sich an die Freizeitinteressen aus Kindheit und Jugend zu erinnern, die dann gegebenenfalls aktualisiert werden können.

Bei Freizeitaktivitäten sollte darauf geachtet werden, dass es sich um Beschäftigungen handelt, die einen Ausgleich zur geistigen Tätigkeit darstellen!

Alltagszeit

Eine Konzentrierung der Tätigkeiten rund um den Haushalt wie Wäsche waschen, Einkaufen etc. auf einen bestimmten Tag in der Woche, spart dir eine Menge Zeit.

Auch Wegezeiten sollten genau analysiert werden. Vielen ist nicht bewusst, dass die 2- bis 3-stündige Pause zwischen 2 Lehrveranstaltungen weniger effektiv genutzt wird, wenn man zum Lernen nach Hause fährt, statt die Bibliothek oder den Lesesaal aufzusuchen.

Unerwartete Besuche, Telefonanrufe oder WhatsApp-Nachrichten von Freunden und/oder Verwandten mögen etwas sehr Schönes sein, fallen sie jedoch in Zeiten, die eigentlich zum Lernen geplant waren, stören sie das Zeitmanagement. Von daher ist zu überlegen, das Handy in den Lernzeiten auszuschalten.

Nebenjobs sind bei der Planung ebenfalls zu berücksichtigen, wobei wiederum zu unterscheiden ist, ob die Arbeitszeiten relativ frei wählbar (z. B. bei vielen Hiwi-Jobs) oder vorgegeben sind (z. B. Jobs in der Gastronomie).

Individuelles Zeitmanagement

Ein optimaler Zeitplan beinhaltet also nicht nur Lernzeiten, sondern auch Freizeit und Zeit für alltägliche Verrichtungen und Verpflichtungen. Ein solcher Plan hat erfahrungsgemäß viel größere Chancen, eingehalten und auf Dauer realisiert zu werden als Pläne, die lediglich die Lern- bzw. Arbeitszeit umfassen. Die Planung kann kurz-, mittel- und langfristig erfolgen und sollte eine flexible Handhabung erlauben, d. h. im Fall unvorhersehbarer Ereignisse veränderbar sein.

Wochenplan
Um lange, mehrwöchige Lernphasen sinnvoll im Detail zu überwachen, sind schriftliche Wochenpläne sinnvoll. Du kannst dafür dasselbe Muster wie für den Zeitrapport nutzen. Ein Wochenplan enthält:

- Feste studienbezogene Termine: Seminare, Vorlesungen, Tutorien etc.
- Zeiten in der Lerngruppe
- Zeiten für die Vor- und/oder Nachbereitung der fixen Veranstaltungstermine
- Zeiten für das Selbststudium mit einer sinnvollen Einteilung der einzelnen Lernfächer: Wann lerne ich was?
- Joker- und Pufferzeiten, die zwar terminlich für das Lernen reserviert, inhaltlich aber nicht festgelegt sind
- Feststehende Freizeittermine, z. B. sportliche, musische, kulturelle Aktivitäten
- Freizeitblöcke, die inhaltlich nicht festgelegt sind (Fernsehen, Tagträumen etc.)
- Zeiten für Partnerschaft, Freunde, Familie etc.
- Zeiten für alltägliche Verrichtungen und Verpflichtungen (Einkaufen, Putzen, Wäsche waschen etc.)
- Sonstige Verpflichtungen, z. B. Familienfeiern, Hiwi-Job usw.

Tagesplan

Ergänzend sollte darüber hinaus ein Tagesplan erstellt werden. Es ist empfehlenswert, diesen Plan täglich zu aktualisieren. Wurde ein Veranstaltungstermin abgesagt? Hat sich das Treffen mit der Arbeitsgruppe verschoben? Ist man krank geworden und muss einen Arzttermin einschieben?

Vieles kann sich von einem auf den anderen Tag ändern. Daher ist es wichtig, sich täglich

- einen Überblick zu verschaffen,
- Arbeitsbeginn und -ende zu bestimmen,
- ggf. neue feste Termine einzutragen,
- die Reihenfolge der einzelnen Tätigkeiten bzw. Lerninhalte festzulegen,
- Pausen und Freizeit einzuplanen,

- Sonstiges, z. B. Haushalt/Erledigungen/Arztbesuch einzuplanen.

Impulsfrage

Welche Ideen hast du, um dein persönliches Zeitmanagement zu optimieren?

____

____

____

ALPEN-Technik

Abschließend sei noch eine Technik erwähnt, deren Einsatz bei der Optimierung des Zeitmanagements hilfreich sein kann, die sog. ALPEN-Technik. Die ALPEN-Technik unterstützt das Bemühen um eine realistische Planung, wobei der Begriff „ALPEN" durch die Anfangsbuchstaben der einzelnen Hinweise gebildet ist:

- **A**ufgaben notieren, die zu erledigen sind
- **L**änge der Aufgabenerledigung auflisten bzw. Zeitbedarf der Aufgaben schätzen
- **P**ufferzeiten reservieren für unvorhergesehene, dringliche Aufgaben oder Probleme
- **E**ntscheidungen treffen über die Reihenfolge der Aufgaben und Prioritäten setzen
- **N**achkontrolle am Abend des Tages und Übertrag unerledigter Aufgaben auf den folgenden Tag

Merke!

- **Ein gutes Zeitmanagement ist ein wesentlicher Erfolgsfaktor im Studium!**
- **Ein gutes Zeitmanagement sollte sich auch an den eigenen Stärken und Schwächen orientieren!**
- **Ein gutes Zeitmanagement bezieht Freizeit und Zeit für alltägliche Verrichtungen und Verpflichtungen ein!**
- **Der individuelle Zeitplan sollte täglich überprüft und an aktuelle Veränderungen angepasst, das heißt flexibel gehandhabt werden!**

7

Lerntechniken

Inhaltsverzeichnis

Karteikartenmethode manuell und digital 72
SQ3R-Methode. 75
Mindmapping manuell und digital 78
Auswendiglernen. 84
E-Learning 86
Rationelles Lesen. 87
Lesehilfen 88

Worum geht es?

In diesem Kapitel stelle ich dir bewährte Lerntechniken vor, nämlich Karteikastenmethode, SQ3R-Methode und Mindmapping, jeweils in analoger und digitaler Form. Außerdem gibt es Tipps zum Auswendiglernen und zum rationellen Lesen.

G. Bensberg, *Survivalguide Studium*,
https://doi.org/10.1007/978-3-662-63895-8_7

Karteikartenmethode manuell und digital

Was ist darunter zu verstehen? Man legt eine Kartei zu dem Lerngebiet an, mit dem man sich beschäftigen will, indem man Karteikarten beschriftet und nach bestimmten Regeln ordnet. Zunächst kauft man Karteikarten (DIN-A-6-Format) sowie pro Gebiet bzw. Themenbereich einen Karteikasten mittlerer Größe, der mit Hilfe von Einlegteilen in fünf Fächer untergliedert wird. Wenn du sparen willst oder musst, kannst du auch einen alten Schuhkarton benutzen. Das „Outfit" ist weniger wichtig als das Prinzip!

Die Karten werden beidseitig beschriftet, wobei auf der einen Seite ein zentrales Stichwort oder eine Frage bzw. These oder Theorie steht und auf der anderen die jeweilige Erklärung bzw. Antwort.

Im nächsten Schritt werden die Karteikarten geordnet, wobei es sich in der Regel als sinnvoll erweist, Oberbegriffe und Unterteilungen zu bilden, die durch hochkant gestellte Karteikarten, sogenannte „Reiter" gekennzeichnet werden. Die den Oberbegriffen zugeordneten Karteikarten können alphabetisch oder auch, etwa im Fach Geschichte, numerisch geordnet werden.

Erster Lerndurchgang

Beginne beim 1. Fach, ziehe die Karteikarten sukzessive heraus und überprüfe, inwieweit du die Inhalte beherrschst. Die „gekonnten" Karten werden anschließend dem 2. Fach zugeordnet, die „nichtgekonnten" bleiben im ersten Fach.

Zweiter Lerndurchgang

Alle „gekonnten" Karten des 1. Fachs wandern in das 2., alle „gekonnten" Karten aus dem 2. aber in das 3. Fach.

Dritter Lerndurchgang
Die „gekonnten“ Karten des 1. Fachs wandern in das 2., die aus dem 2. in das 3., die aus dem 3. in das 4. Fach. Die „nichtgekonnten“ Karten verbleiben in ihren Fächern. Der vierte Lerndurchgang verläuft entsprechend.

Am Ende befinden sich alle Karteikarten im letzten Fach, sind also sämtlich „gekonnt“.

Um dein Wissen zu stabilisieren, solltest du, wenn es sich um eine Lernkartei handelt, jeden Tag einige Karten ziehen und überprüfen, ob du die Inhalte beherrschst.

Selbstverständlich funktioniert die Karteikastenmethode auch digital. Es gibt verschiedene Apps, die du auf deinen PC oder das Handy herunterladen kannst. Unter dem folgenden Link findest du eine Zusammenstellung mehrerer Angebote mit ihren Vor- und Nachteilen:

https://www.studysmarter.de/blog-kostenlose-karteikarten-apps-der-ultimative-vergleich/

Das zweiseitige Prinzip behalten auch die digitalen Varianten bei, aber sie bieten im Vergleich zu den Paper-Pencil-Versionen einige Erweiterungen, u. a. die Möglichkeit, Bilder einzufügen, was für bestimmte Fächer wie etwa Kunstgeschichte, Archäologie etc. sehr hilfreich ist.

Empfehlenswert ist u. a. die **StudySmarter-App,** die nicht nur über die Karteikartenfunktion verfügt, sondern auch weitere Lernhilfen bietet wie etwa das Erstellen von Zusammenfassungen. Das Programm ist kostenlos und funktioniert auf dem PC, Tablet und Handy.

Vorteile sind

- Du kannst individuelle Lernziele formulieren, dir z. B. vornehmen, mindestens 5 Karteikarten an jeweils 5 Tagen pro Woche zu lernen.

- Das Programm informiert über den persönlichen Lernerfolg, indem du deine Lernkarten unterschiedlichen Kategorien („verstanden", „unklar", „unsicher") zuordnen kannst.
- Die StudySmarter-App ist interaktiv, d. h. du erhältst Lob und Betätigung für erreichte Ziele.
- Es gibt einen Markierungsmodus, sodass sich per Hand Notizen umrahmen oder anderweitig hervorheben lassen.
- Das Programm ermöglicht eine Multiple-Choice-Abfrage der Karten, was vor allem vor Prüfungen hilfreich ist.
- Man kann sich mit Kommiliton*innen und Teammitgliedern vernetzen.

Wenn es nur darum geht, einfache Fakten zu lernen, wie etwa Geschichtszahlen oder Vokabeln, ist die digitale Methode der manuellen kaum überlegen. Wenn das Ziel aber darin besteht, sich komplizierte Zusammenhänge zu vergegenwärtigen oder den Überblick über ein ganzes Fachgebiet zu gewinnen, sind die digitalen Varianten vorzuziehen.

Dennoch weisen auch sie einige Einschränkungen auf. Es braucht einige Zeit, um die Programme zu beherrschen; zur Einführung werden oft spezifische Tutorials angeboten. Man sollte also nicht unmittelbar vor einer Prüfung von der analogen auf die digitale Variante umsteigen. Weitere Nachteile: Die digitalen Angebote verleiten dazu, per Copy-and-paste vorgefertigte Notizen, Ausführungen etc. einzufügen und auf eigene Formulierungen zu verzichten. Sachverhalte mit eigenen Worten zu formulieren, trägt aber dazu bei, den

Stoff vertieft zu durchdringen und fördert außerdem die Behaltensleistung. Schreiben und Denken sind eng miteinander verzahnt. Das heißt, während des Schreibvorgangs werden Ideen generiert, nicht aber während eines Kopiervorgangs.

SQ3R-Methode

Diese Methode, die auch unter der Bezeichnung „5-Schritte-", „5-Punkte-" bzw. „PQ4R-Methode" (**P**review, **Q**uestions, **R**ead, **R**eflect, **R**ecite, **R**eview), SiFLER-Formel (**Si**chten des Textes, **F**ormulieren des Leseziels, **L**esegang, **E**ntscheidung über das weitere Vorgehen, **R**eaktivierung des Aufgenommenen) bekannt ist, wurde von dem amerikanischen Forscher Francis Robinson für den Umgang mit wissenschaftlicher Literatur entwickelt. Die Abkürzung SQ3R steht dabei für **Survey** (Überblick), **Question** (Fragen), **Read** (Lesen), **Recite** (Wiedergabe), **Review** (Wiederholung). Die SQ3R-Methode kann bei Texten einfacheren oder mittleren Schwierigkeitsgrades auch auf die ersten 3 Schritte beschränkt werden.

Dieses Vorgehen erleichtert die Verarbeitung und das Behalten von wissenschaftlichen Texten, für deren Studium es im Unterschied zu Comics oder Romanen, die aus Interesse gelesen werden und außerdem ohne negative Folgen wieder beiseitegelegt werden können, einer gezielten willentlichen Anstrengung bedarf. Es ist ohne Weiteres einleuchtend, dass ein begeisterter Comic-Fan keine Lesemethode braucht, um sich über den geizigen Onkel Dagobert und seine 3 cleveren Großneffen zu amüsieren.

Die einzelnen Schritte

Survey

Verschaffe dir einen Überblick über die Inhalte. Schau dir zunächst das Inhaltsverzeichnis und die Kapitelüberschriften an, lies das Vor- und Nachwort bzw. die Einleitung und den Schluss und informiere dich gegebenenfalls über den Autor. Auch Zusammenfassungen, das Betrachten von Bildern, Diagrammen und allem anderen, was einem beim Durchblättern ins Auge fällt, gehören zu diesem ersten Schritt.

Questions (Fragen)

Richte Fragen an den Text, die auf dein „Erkenntnisinteresse" abzielen. Die Fragen unterscheiden sich, je nachdem ob man das Buch für ein Referat oder zur Vorbereitung auf eine mündliche Prüfung benötigt oder es beschafft hat, weil einen die Thematik persönlich besonders interessiert.

Die Punkte 1 und 2 sollen zu einem „aktiven" Lesen führen. Man hat sich einen Überblick verschafft, Fragen gestellt und damit eine Struktur geschaffen, die im Gegensatz zur „passiven" Aufnahme von privater Lektüre zu einem gezielteren, kritischeren Lesen führt. Dazu gehört, das fragliche Werk nicht einfach von vorne nach hinten durchzugehen, sondern die Kapitel nach den vorher gesetzten Schwerpunkten herauszusuchen und unterschiedlich zu gewichten (vom einfachen Überfliegen bis zum mehrmaligen gründlichen Lesen).

Read (Lesen)

Hat man entsprechende Schwerpunkte gesetzt, geht es ans Lesen, das nicht kapitel-, sondern abschnittweise erfolgen sollte. Nach jedem Abschnitt gilt es, kurz innezuhalten und zu überlegen, was Thema und Aussage des Abschnitts gewesen sind. Dabei wirst du wahrscheinlich feststellen, dass viele Abschnitte gar keine Aussage enthalten, sondern nur redundante Informationen oder gar schmückendes verbales Beiwerk bieten; manchmal lässt sich der inhaltliche Kern eines wissenschaftlichen Werkes sogar auf nur 10–20 % des Manuskripts beschränken. Das abschnittweise Vorgehen hilft, Wesentliches von Unwesentlichem zu trennen und sich auf die Essenz des Ganzen zu beschränken. Natürlich benötigt man hierfür etwas mehr Zeit, als wenn man nach gewohnter Art das Gesamtwerk einfach durchliest. Letztlich erspart man sich damit aber das mehrmalige Durchlesen eines meist umfangreichen Skripts, sodass am Ende ein Zeitgewinn steht.

Recite (Wiedergabe)
Der 4. Schritt besteht darin, den Inhalt jedes größeren Abschnitts nach dem kritischen Lesen mit eigenen Worten wiederzugeben. Die Wiedergabe kann schriftlich, aber auch mündlich erfolgen, wobei Stichworte genügen. Ziel ist zu überprüfen, inwieweit das Gelernte verstanden und behalten wurde. Außerdem lässt man sich bei der Wiedergabe von den eingangs an den Text gerichteten Fragen leiten.

Review (Wiederholung)
Im letzten Schritt tritt an die Stelle des kapitelweisen Rekapitulierens das Wiederholen des gesamten Werks bzw. der wichtigsten Kapitel. Es gilt nun, die übergeordneten Fragen abschließend zu beantworten, den Gesamtzusammenhang zu erkennen und gedanklich nachzuvollziehen sowie den Lernstoff im Gedächtnis tiefgehend zu verankern. Dies kann wiederum schriftlich oder mündlich geschehen.

Vorteile der SQ3R-Methode

Der schon genannte Begründer der SQ3R-Methode konnte nachweisen, dass bei einfachem Lesen, bei dem auf der ersten Seite angefangen und auf der letzten aufgehört wird, ca. die Hälfte des Inhalts selbst nach einem 2. Durchgang nicht mehr wiedergegeben werden kann. Empirische Studien haben außerdem ergeben, dass binnen einer Woche 90 % des Inhalts eines neu gelesenen Buchs bei der üblichen Vorgehensweise nicht mehr erinnert werden. Die SQ3R-Methode empfiehlt sich daher als eine ökonomische Technik, deren Vorteile darin bestehen, den Lernstoff schneller und fundierter aufzunehmen und darüber hinaus längerfristiger zu behalten.

Diese Methode eignet sich für das Erstellen von Referaten, Hausarbeiten, der Abschlussarbeit sowie bei der Vorbereitung einer mündlichen Prüfung, vorzugsweise in einem geisteswissenschaftlichen Fach. Beim Lernen für Klausuren ist von dieser Technik eher abzuraten, da zu viele Detailinformationen verloren gehen.

Mindmapping manuell und digital

Eine zweite wichtige Lernmethode stellt das Mindmapping dar, das man später auch im Beruf einsetzen kann. Diese Methode verbindet verbales und bildhaftes Denken. Bei einem Mindmap handelt es sich um eine Art geistige Landkarte, die durch Schlüsselwörter strukturiert ist, unter Nutzung von Symbolen und Aspekten des räumlichen Vorstellens (Abb. 7.1).

Die Methode eignet sich sehr gut, unter Verzicht auf zeitraubende, langatmige schriftliche Exzerpte, Notizen zu erstellen, d. h. Zusammenfassungen, Gliederungen und Protokolle.

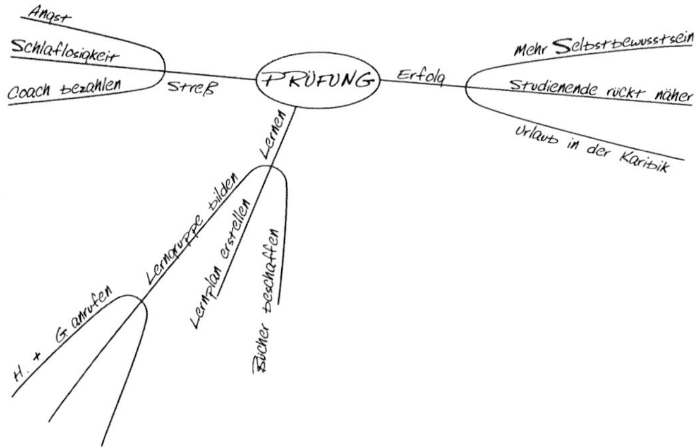

Abb. 7.1 Schaubild Mindmap

Eine weitere Einsatzmöglichkeit ist der Bereich des Brainstormings. So kann man die Mindmappingmethode heranziehen, wenn es darum geht, Ideen – etwa für eine Bachelor- oder Masterarbeit – zu generieren.

Eine weitere wichtige Funktion besteht in der Nutzung von Mindmaps als Gedächtnisstütze, da der Vorteil des Zusammenflusses bildlichen und verbalen Vorstellens und Schlussfolgerns genutzt wird. Auf diese Weise werden Erinnerungsleistungen gefördert und Lerninhalte tiefenstrukturiert verankert.

Außerdem stellt die Anfertigung eines Mindmaps eine Chance für die vertiefte Durchdringung eines Themenbereichs dar. Es ist zwar möglich, ohne intensives Nachdenken lineare schriftliche Aufzeichnungen zu produzieren wie etwa Mitschriebe in einer Vorlesung, die Erstellung von Mindmaps ist jedoch ohne beständiges Reflektieren nicht denkbar.

Last but not least eignet sich die Mindmappingmethode auch zur Planung persönlicher Aktivitäten, z. B. des nächsten Urlaubs, der Umsetzung persönlicher Ziele oder der Beantwortung so spannender Fragen wie „Welche Eigenschaften sollte mein Traummann/meine Traumfrau haben?" Durch das Mindmapping kannst du zentrale von peripheren Eigenschaften trennen, zusammengehörende Eigenschaften durch Symbole markieren usw.

Wie gehst du vor?

Ein Mindmap zu erstellen, erfordert immer mehrere Durchgänge. Man benötigt zunächst einige weiße, weder karierte noch linierte Blätter, ein Lineal und mehrere bunte Stifte.

Das Blatt legst du im Querformat vor dich auf die Arbeitsplatte und trägst in der Mitte das Thema oder Gebiet ein, mit dem du dich näher beschäftigen will, also z. B. „Quantentheorie" oder „Erdzeitalter". Ausgehend von diesem Zentralbegriff werden Hauptlinien gezogen und auf diesen – in Druckbuchstaben – jeweils ein das Thema erhellendes Schlüsselwort vermerkt.

Die Anzahl der Hauptäste sollte um des besseren Überblicks willen auf höchstens 6 begrenzt bleiben. Von diesen Hauptästen gehen in einem 2. Arbeitsschritt Verzweigungen ab, die sich aufspalten und ebenfalls sämtlich mit **Schlüsselwörtern** versehen werden, die jedoch immer weniger Informationen umfassen.

Beispiel

Bei den so bezeichneten Schlüsselwörtern handelt es sich formal meist um Substantive, Verben oder Adjektive und inhaltlich um Bezeichnungen, die komplexe Wisseneinheiten und Kontextdependenzen in Bezug auf den Zentralbegriff zu „entschlüsseln" vermögen.

Jetzt können in einem weiteren Schritt zusätzliche sinnvolle Bezüge zwischen den Haupt- und Nebenästen hergestellt werden, und zwar mithilfe von Pfeilen, Bildern, Symbolen und Farben, sodass die Tiefenstruktur der jeweiligen Thematik noch ersichtlicher wird.

Die praktisch-konkrete Gestaltung der Linien kann in unterschiedlicher Weise realisiert werden. So zweigen bei der **„Fischgrätenmethode"** die einzelnen Äste vergleichbar den Gräten eines Fisches von den Hauptästen ab, während sich bei der **„Heugabelmethode"** der Ast am Ende heugabelgleich in jeweils dreiarmige Unteräste verzweigt. Bei der „Clustermethode" werden die Schlüsselwörter in kleine Blasen eingetragen. Prinzipiell sind der Fantasie bei der Schaffung eines Mindmaps aber keine Grenzen gesetzt.

Ist ein Mindmap vollendet, gilt es, abschließend zu überprüfen, ob alle wesentlichen Kriterien und inhaltlichen Strukturen der Thematik erfasst sind.

Ist man erst dabei, sich ein Wissensgebiet zu erschließen, so sind neu gewonnene Erkenntnisse dem Mindmap sukzessive zu integrieren, was relativ unproblematisch ist, da neue Äste und Symbole sowohl bei manuellen als auch digitalen Mindmaps leicht hinzugefügt werden können.

Auch für das manuelle Mindmapping existieren mittlerweile virtuelle Alternativen, von denen ich 3 kurz vorstelle.

MindMeister

Das Programm ermöglicht es, Mindmaps direkt im Internet zu erstellen, ohne dass man eine spezielle Software benötigt. Man kann also von jedem PC mit Internetzugang aus ein Mindmap erstellen und bearbeiten.

Programmsteckbrief

- Die Handhabung ist unkompliziert und intuitiv verständlich.
- In der kostenfreien Variante können 3 Mindmaps erstellt werden.
- Die kostenpflichtige Variante zu ca. 5 € monatlich erlaubt es, die Maps als Word- und Powerpoint-Dokument zu exportieren.
- Daten, Links etc. lassen sich problemlos einfügen.
- Das Programm bietet viele Templates, die man leicht kopieren kann.
- Die Mindmaps lassen sich auf einfache Weise in eine Präsentation umwandeln.

FreeMind

Bei FreeMind handelt es sich um ein äußerst benutzerfreundliches Produkt, das kostenfrei heruntergeladen werden kann.

Programmsteckbrief

- Das Programm ist völlig kostenlos.
- Bei den einzelnen Stationen, den sog. Knotenpunkten, können verschiedene Symbole eingefügt werden, die einen guten Überblick ermöglichen.
- Unter diesen Knotenpunkten lassen sich umfangreiche Dateien speichern.
- Die Knotenpunkte können in der neuesten Version 1.0 kopiert werden, um im Team bzw. in der Lerngruppe gemeinsam an einem Mindmap zu arbeiten.
- Die Maps lassen sich als PDF und HTML speichern und auf diese Weise per Mail verschicken oder ins Internet stellen.

FreePlane

FreePlane ist eine Weiterentwicklung des FreeMind-Programms und verfügt über mehrere zusätzliche Funktionen.

Programmsteckbrief

- Trotz erweiterter Funktionen ist die Handhabung weiterhin einfach.
- Das Programm bietet die Möglichkeit, Mindmaps noch individueller zu gestalten.
- Es können Konnektoren implantiert werden, mit denen man Verknüpfungen zu Knotenpunkten herstellen kann.
- Es gibt die Möglichkeit, das Programm durch Add-ons, d. h. Hilfsprogramme, zu erweitern.

Vorteile der Methode

Die Mindmaptechnik ist so wirkungsvoll, weil sie den Besonderheiten menschlichen Lernens und Behaltens weit mehr entspricht als die Methode der linearen schriftlichen Protokollierung. Mindmaps berücksichtigen die unterschiedlichen Funktionen des menschlichen Gehirns, das sowohl mit Assoziationen, Farben und Formen arbeitet, induktive, schöpferische Denkprozesse produziert als auch für sprachlich-abstraktes Denken bzw. primär logisch-analysierende Intelligenzleistungen zuständig ist.

Die Mindmappingstrategie aktiviert durch die Verknüpfung von bildlich-symbolhaften mit rein sprachlichen Zeichen diese Funktionen und fördert daher Transferkompetenzen sowie allgemeine Lern- und Gedächtnisleistungen. Strukturen und Bedeutungsrelationen, die komplexeren Sachverhalten unterliegen, werden leichter behalten, indem wichtige Schlüsselbegriffe als Eyecatcher platziert sind.

Da ein Mindmap auch in einer digitalen Form immer individuell erstellt und bearbeitet wird, integriert es eigene Denkansätze und Gliederungskriterien und prägt sich auch aus diesem Grund nachhaltiger ein.

Überprüfe jeden Tag deinen aktuellen Wissenstand, indem du die Augen über das Mindmap schweifen lässt, mindestens einen Schlüsselbegriff fixierst und gedanklich oder laut rekapitulierst, was dir dazu einfällt. Fällt dir nichts ein, heißt das, hier hast du auf Lücke gelernt oder schon Gelerntes wieder vergessen. Und das bedeutet, schleunigst nachzulernen und zu wiederholen!

Impulsfrage

Welche Lerntechnik(en) spricht/sprechen dich am meisten an?

____

Wie willst du diese Technik(en) künftig konkret nutzen?

____

____

Auswendiglernen

In vielen Studiengängen muss man große Stoffmengen auswendig lernen. Unter Auswendiglernen ist aber nicht „stures Pauken" ohne Sinn und Verstand zu verstehen, sondern gemeint ist die Verbindung zwischen detailgenauer Einprägung und semantischem Lernen, also dem geistigen Durchdringen und Verstehen der Inhalte. Diese Strategie ermöglicht das Herstellen von Transferleistungen und die Verknüpfung des Gelernten mit anderen Wissensspeichern und ist daher ein Schlüssel zum Studienerfolg.

Prinzipien des Auswendiglernens von Folien und Skripten

- Weitgehender Verzicht auf schriftliche Zusammenfassungen

- Mindmaps erstellen
- Helikopterlernen
- Laut lernen

Weitgehender Verzicht auf schriftliche Zusammenfassungen

Schriftliche Zusammenfassungen von Texten anzufertigen, ist prinzipiell ein geeignetes Mittel, um sich einen Themenkreis zu erschließen. Leider ist dieses Prozedere aber auch sehr zeitaufwendig.

Außerdem gehen zu viele prüfungsrelevante Informationen verloren, wenn du am Ende nur deine Zusammenfassungen lernst. In Klausuren werden Folien, Skripte und Lehrbücher oft wortgetreu abgefragt. Schriftliche Zusammenfassungen sollten daher über eine DIN-A-4-Seite pro Fach nicht hinausgehen und überdies nur Stichworte enthalten.

Mindmaps erstellen

Pro Prüfungsfach bzw. Themengebiet sollte mindestens ein Mindmap erstellt werden, um die gesamte Thematik zu überblicken und Zusammenhänge deutlich zu machen, was das Lernen wesentlich erleichtert. Auch die Karteikastenmethode kann ergänzend eingesetzt werden.

„Helikopterlernen"

Wenn man sich von einem Helikopter aus einen ersten Eindruck von einer fremden Stadt verschaffen will, überfliegt man diese zunächst aus beträchtlicher Höhe. Der Blick fällt dabei auf hervorstechende Gebäude wie Kirche und Rathaus sowie vielleicht einen See, große Plätze usw. Will man Einzelheiten erfassen, überfliegt man die Stadt in immer geringerer Höhe.

Ganz ähnlich solltest du beim Lernen vorgehen, indem du Schritt für Schritt vom Allgemeinen zum Spezifischen fortschreitest. Das heißt konkret, du lernst zunächst die Kapitelüberschriften, dann die Unterpunkte, dann die Inhalte, und zwar zunächst grob und später immer detaillierter.

Laut lernen
Lautes Lernen hat den Vorteil, dass ein weiterer Sinneskanal, nämlich der auditive, neben dem visuellen aktiviert wird. Je mehr Sinneskanäle aber in einen Lernprozess einbezogen sind, desto größer ist auch die Behaltensleistung. Außerdem kannst du, indem du dir Inhalte laut vorträgst, besser überprüfen, welche schon beherrscht werden und welche noch nicht richtig „sitzen".

E-Learning

Die Corona-Pandemie ging für die Hochschulen mit einem Digitalisierungsschub einher, der den Studierenden 3 digitale Semester beschert hat, in denen viele unter Einsamkeit und Motivationsproblemen litten. Auch wenn mittlerweile wieder Präsenzlehre und Campusleben möglich sind, finden weiterhin Veranstaltungen im Onlinemodus statt. Das hat u. a. den Vorteil, dass man Dozenten aus einem anderen Land für ein Semester verpflichten kann, ohne dass sie umziehen müssen und das Angebot vielleicht aus diesem Grund ablehnen. Außerdem ersparen Onlineveranstaltungen den Studis viele Wege und damit Zeit, die sie anderweitig nutzen können.

Gute technische Ausrüstung
Um die digitalen Angebote nutzen zu können, ist es wichtig, über eine gute technische Ausstattung zu verfügen. Ein eigenes Notebook mit aktuellem Office-Paket

und Drucker zu besitzen, ist für ein erfolgreiches Studium mittlerweile ein Muss.

Vertraut machen mit Systemen

Erstsemestern ist zur Vorbereitung auf das Studium zu empfehlen, sich schon vor Studienbeginn mit gängigen Programmen wie Zoom, Moodle und HeiCONF vertraut zu machen. Wie man fachspezifische Onlinequellen nutzt und sich digitale Datenbanken erschließt, vermitteln viele Hochschulen im Rahmen entsprechender Einführungsveranstaltungen, meist Tutorien, für Erstsemester.

Studienspezifische Foren

Eine wertvolle Lernergänzung für Studierende sind fachspezifische Onlineforen. Das „Study-Board" ist die übergeordnete Community, der viele dieser Foren zugeordnet sind, wobei der Schwerpunkt auf den Wirtschaftswissenschaften liegt.

Man kann wertvolle Insidertipps rund um das Studium erhalten, sich bei der Studienplanung beraten lassen, fachliche Fragen diskutieren und vieles andere mehr. Vor allem in Prüfungsphasen sind diese Foren zu empfehlen, denn sie bieten u. a. die Möglichkeit, alte Klausuren herunterzuladen sowie Lösungsansätze für Übungsblätter und Klausuren auszutauschen.

Rationelles Lesen

Rationelles Lesen ist nicht gleichzusetzen mit der Fähigkeit, sehr schnell lesen zu können, auch „Speed Reading" genannt, sondern bedeutet, in einer angemessenen Zeit sowohl viel zu lesen als auch viel zu verstehen und viel zu behalten. Rationelles Lesen heißt, individuelle Aufnahme-,

Verarbeitungs- und Speicherkapazitäten in Abhängigkeit von dem Leseziel optimal auszuschöpfen.

Rationelles Lesen ist immer zielabhängig. Während des Studiums geht es vorwiegend um „studierendes Lesen“, das erfordert, sich mehr oder weniger abstrakte Inhalte gut einzuprägen, zu verstehen und wiedergeben zu können.

Rationelle Lesetechniken sollten nicht eingesetzt werden, wenn Inhalte detailgetreu beherrscht werden müssen.

Lesehilfen

Einstellungsänderung

Fasse den festen Entschluss, in Zukunft schneller zu lesen. Allein dieser Vorsatz steigert bereits nachweislich die Lesegeschwindigkeit. Nimm dir außerdem vor, zur Einleitung des rationellen Lesens den Text gezielt nach Schlüsselpassagen und -wörtern zu durchforsten.

Das Ausmaß an Lektüre, das während eines Studiums bewältigt werden muss, ist mittlerweile derart umfangreich, dass es ohne den Einsatz rationeller Lesetechniken kaum bewältigt werden kann.

Schlüsselpassagen und -wörter als das „Sesam öffne dich“ des Textes

Lies den Text nicht mehr Wort für Wort, sondern begib dich zunächst auf die Suche nach zentralen Passagen, die in Lehrbüchern oft durch visuelle Symbole – z. B. Fettdruck oder Kasten – hervorgehoben sind. Wissenschaftliche Aufsätze stellen häufig Zusammenfassungen („Summary“ oder „Abstract“) voran, deren Lektüre einem manchmal das Lesen des gesamten Beitrags erspart.

Durchforste den Text nach Wörtern und Wendungen, die als Keywords zu wichtigen Aussagen hinleiten. Zu diesen Keywords gehören *Ankündigungswörter* wie „deshalb, darum, ergo", die Ergebnissen und Schlussfolgerungen vorangestellt sind, *Beendigungswörter* – etwa „abschließend", „zum Ende", „Fazit ist" – schlagen die Brücke zur komprimierten Darstellung von Resultaten und Hauptaussagen. Auch kontradiktorische *Richtungswörter* – z. B. „aber", „dennoch", „jedoch" – sind besonders zu beachten, da sie gegensätzliche Sichtweisen und Argumente ankündigen. Weniger wichtig hingegen sind additive *Richtungswörter* wie „des Weiteren", „zusätzlich", „beispielhaft", die bereits Gesagtes nur noch weiter ausführen bzw. ergänzen.

Zeilenverkürzung
Mit einem Abstand von etwa 1,5 cm vom Textrand rechts und links entfernt, wird eine Linie gezogen und nur der Text zwischen den Linien gelesen. Auf diese Weise lernt man, nicht mehr die gesamte Zeile Wort für Wort zu lesen. Allmählich sollte dann der Abstand vom Textrand bis auf ca. 3 cm vergrößert werden.

Slalomtechnik
Mit einem Bleistift zieht man Seite für Seite eine Slalomlinie durch den Text. Jede Linie sollte vor der Wendung zur jeweils anderen Seite ca. 3–5 Zeilen umfassen. Anschließend werden nur die Wörter entlang der Linien gelesen. Ist man darin einigermaßen geübt, versucht man, nicht mehr die einzelnen Wörter, sondern ganze Wortgruppen längs der Linien zu erfassen. Nach weiteren Übungssequenzen kann die Bleistiftlinie durch eine imaginäre Unterteilung des Textes ersetzt werden.

(Imaginärer) Finger

Der Zeigefinger kann eine wertvolle Lesehilfe sein und zur Steigerung der Lesegeschwindigkeit beitragen. Um die Lesegeschwindigkeit zu steigern, lässt man den Finger immer schneller unter den einzelnen Zeilen hinweg gleiten und folgt ihm mit den Augen. Wichtig ist, dass der Finger ein wenig über der Zeile schwebt, da er die Augen ziehen und nicht die Aufmerksamkeit auf die einzelnen Wörter lenken soll. Anstelle des Fingers kann man natürlich auch einen Stift benutzen bzw. nach einigen Übungsdurchgängen den realen Stift oder Finger durch einen imaginären, nur vorgestellten ersetzen.

Überprüfung der Lesegeschwindigkeit

Ein durchschnittlich guter, geübter Leser liest ca. 160–250 Wörter pro Minute (WpM). Um deine persönliche Lesegeschwindigkeit zu ermitteln, gehst du folgendermaßen vor:

Lies eine Minute lang einen mittelschweren Text und halte Wortanfang und -ende fest. Nimm dir dann 5 Zeilen vor und errechne, wie viele Wörter du pro Zeile gelesen hast. Teile die Anzahl der Wörter durch die Anzahl der markierten Zeilen, d. h. in diesem Fall durch 5. Das Ergebnis ergibt die durchschnittliche Zahl der Wörter pro Zeile (WpZ).

Zähle als nächstes, wie viele Zeilen du in der Minute gelesen hast (GZ).

Abschließend setzt du die Werte in folgende Formel ein:

WpM = GZ × WpZ : Minuten

Wenn du sehr langsam liest oder deine persönliche Lesegeschwindigkeit steigern willst, trainiere anhand der oben vorgeschlagenen Techniken dein Lesevermögen. Um Fortschritte feststellen zu können, kannst du jeden Tag deine WpM-Rate per Diagramm erfassen. Auf der Horizontalachse trägst du die einzelnen Tage ein, auf der Vertikalachse die jeweilige WpM-Rate.

Merke!

- **Karteikastenmethode, SQ3R-Methode und Mindmapping sind effiziente Lerntechniken!**
- **Es gibt erprobte Strategien für rationelles Lesen, die man sich leicht aneignen kann!**
- **E-Learning wird im Studium immer wichtiger!**

8

Gedächtnistechniken

Inhaltsverzeichnis

Wie funktioniert das menschliche Gedächtnis? 94
Gedächtnistypen 95
Das Vergessen 96
Blockierung von Abrufprozessen 97
Stress 97
Hemmungsprozesse 98
Erleichterung von Abrufprozessen durch Wiederholen 99
Spezifische Gedächtnistechniken 100
Assoziieren und Visualisieren 101
„Eselsbrücken" 103
Loci-Technik 103
Mindmapping 106
Schlüsselwortmethode 106

G. Bensberg, *Survivalguide Studium*,
https://doi.org/10.1007/978-3-662-63895-8_8

Worum geht es?

Kap. 8 gibt Informationen zur Funktionsweise des menschlichen Gedächtnisses und macht dich mit spezifischen Gedächtnistechniken bekannt. Du lernst u. a. die Schlüsselwortmethode, Loci-Technik sowie Visualisierungs- und Assoziationstechniken kennen, die du sehr gut im Studium nutzen kannst.

Wie funktioniert das menschliche Gedächtnis?

Was geschieht im Gehirn, wenn das Gedächtnis aktiviert und neue Inhalte hinzugefügt werden sollen? Einfließende Informationen erfahren eine Kodierung, indem Nervenzellen (Neuronen) miteinander Verbindungen eingehen. Existiert für einen neu zu speichernden Inhalt noch kein Konnex, entwickeln die Nervenzellen winzige Fortsätze in Richtung auf benachbarte Neuronen hin. An den Enden der Fortsätze bilden sich Synapsen, das sind Andockstellen, über die Zellen bestimmte Informationen übertragen. Die so entstandenen Verbindungen können sich festigen oder auch wieder abschwächen und sogar völlig auflösen.

Wie lange Informationen gespeichert werden, hängt von ihrer Beschaffenheit und damit von der Art des Gedächtnisses ab, in das sie gelangen. Das menschliche Gehirn prüft Inhalte auf ihre Bedeutsamkeit und macht von dem Ergebnis der Prüfung die Tiefe der Speicherung abhängig. Am tiefsten kodiert werden News, die hochgradig emotional sind, weil hohe Emotionalität mit hoher Bedeutsamkeit gleichgesetzt wird.

Gedächtnistypen

Man unterscheidet in der Gedächtnisforschung 3 Gedächtnistypen:

- Sensorisches Gedächtnis
- Kurzzeitgedächtnis
- Langzeitgedächtnis

Das **sensorische Gedächtnis** kann zwar sehr viele Informationen aufnehmen, aber die Speicherung umfasst in der Regel nur Millisekunden, d. h. fast alle Informationen zerfallen in nicht einmal einer Sekunde wieder.

Informationen, die in das **Kurzzeitgedächtnis** gelangen, werden schon länger, nämlich für Sekunden bis Minuten gespeichert. Die Aufnahmefähigkeit des Kurzzeitgedächtnisses ist jedoch begrenzt, sie beträgt 5 (plus/minus 2) Einheiten, die man „Chunks" nennt.

Damit Inhalte längerfristig gespeichert werden, sind sie aus dem Kurzzeitgedächtnis in das Langzeitgedächtnis zu überführen. Im **Langzeitgedächtnis** werden Informationen kodiert, behalten, erinnert und vergessen. Diese 4 zentralen Prozesse spielen sich ständig ab. Um Inhalte langfristig im Gedächtnis zu verankern, muss die Verarbeitungstiefe erhöht werden, und zwar vor allem durch Anwenden, Einüben, Diskutieren, Umsetzen, Steigerung der subjektiven Bedeutsamkeit, emotionale Beteiligung etc.

Nach einer bekannten Regel behalten wir

10 % von dem, was wir lesen, 20 % von dem, was wir hören, 30 % von dem, was wir sehen, 50 % von dem, was wir hören und sehen, 60 % von dem, was wir sagen und 90 % von dem, was wir tun.

Das Vergessen

Die meisten Studierenden täten sich wesentlich leichter mit ihrem Studium, wenn nicht das verflixte Vergessen wäre. Das Vergessen stellt jedoch eine überaus wichtige Funktion des Gehirns dar.

Die Fähigkeit zu vergessen, dient in erster Linie der psychischen Gesundheit. Indem Menschen belastende Erfahrungen nicht mehr erinnern, beeinträchtigen diese nicht länger ihre Stimmung und damit ihre Lebensqualität. Das Vergessen kann auch zur Entlastung des Gewissens beitragen, da es möglich ist, unangenehme, mit Schuldgefühlen verbundene Taten zu „verdrängen" und auf diese Weise aus dem Bewusstsein zu eliminieren. Hier spielen persönliche Motive und aktive Prozesse eine Rolle.

Das Vergessen fungiert aber auch als Wegbereiter für das Lernen neuer Inhalte, indem vom Gehirn als nicht mehr bedeutsam beurteilte Informationen gelöscht werden und einem Abruf kaum mehr zugänglich sind. Wenn Menschen nicht vergessen könnten, wären sie nicht in der Lage, neues Wissen zu erwerben, weil sich alte Inhalte ständig aufdrängen würden und in Konkurrenz mit den aktuellen gerieten. So aber gibt es die Vergessensinstitution, die darüber wacht, dass wichtige News auch vom Gehirn aufgenommen werden können, vergleichbar den römischen Liktoren mit ihren Rutenbündeln, die den Machthabern voranschritten, um sie zu schützen und ihnen den Weg zu ebnen.

Studierende pflegen wie die meisten Menschen die Kapazität des menschlichen Gedächtnisses zu überschätzen. Diese mehr oder weniger ausgeprägte Überschätzung nährt irrationale Überzeugungen, etwa dass man Inhalte, die man 14 Tage vor einer Klausur gelernt hat, am Prüfungstag noch parat haben müsse.

In der Regel werden Inhalte, die man sich mühsam angeeignet und perfekt beherrscht hat, nach Ablauf von 30 min wieder teilweise vergessen und nach einem Monat kann man sie nicht einmal mehr zu einem Fünftel abrufen.

Impulsfrage

Wie schätzt du dein Gedächtnis ein? Gut, mittelmäßig oder schlecht?

____

Um deine Einschätzung zu objektivieren, kannst du einen Gedächtnistest durchführen. Subtests, die Gedächtnisleistungen erfassen, sind integraler Bestandteil der meisten Intelligenztests. Für eine erste Überprüfung genügt aber einer der im Internet angebotenen Gedächtnistests, z. B. https://www.arealme.com/memory-test/de/.

Blockierung von Abrufprozessen

Informationen zu speichern und Informationen abzurufen, sind höchst unterschiedliche Prozesse. Es ist weniger schwierig, etwas im Langzeitgedächtnis zu verankern, als es wieder dem Bewusstsein zugänglich zu machen. Eine Reihe von Einflussvariablen kann die Arbeit des Gedächtnisses stören.

Stress

Neben schwerwiegenden, meist erst im Alter auftretenden Erkrankungen – vor allem Demenzen – sowie Noxen, die dem Körper im Übermaß zugeführt werden – z. B. Alkohol und Drogen –, hat permanenter Stress negative Auswirkungen auf Gedächtnisprozesse.

Die Anzahl der Stressoren, denen sich ein Mensch aussetzt bzw. ausgesetzt ist, steht in nachgewiesenem Zusammenhang zu sich verschlechternden Gedächtnisleistungen. Ständig wechselnde Eindrücke und Aufgaben mit engen Zeitvorgaben oder eine Vielzahl zu bewältigender Fächer und Leistungen während der Vorlesungszeit können zu derartigen Überlastungseffekten führen. Stress geht außerdem mit einer erhöhten Konzentration des gefährlichen Hormons Cortisol einher, das die Nervenzellen im Gehirn schädigen kann. Daher: Keep cool und sorge für ausreichend Entspannung!

Hemmungsprozesse

Eine große Rolle für die Blockierung von Gedächtnisfunktionen spielen inhibitorische Effekte, vor allem die sogenannte „Ähnlichkeitshemmung", die besagt, dass vergleichbare Inhalte untereinander in Konkurrenz geraten, sich gegenseitig „stören" und daher das Erinnern erschweren oder unmöglich machen. Mit diesem Phänomen hängt zusammen, dass eine Fremdsprache, die der Muttersprache sehr ähnlich ist wie z. B. das Niederländische dem Deutschen, schwerer erlernt wird als eine Sprache, die mit der eigenen keinen so hohen Verwandtschaftsgrad aufweist. Natürlich versteht ein „german native speaker" in den Niederlanden auf Anhieb sehr viel mehr Wörter und Sätze als z. B. in Spanien, aber das Erlernen der korrekten Grammatikregeln ist aufgrund vielfältiger Konkordanzen zwischen den beiden Sprachen schwieriger. Diese Inhibitionsprozesse scheinen mit einer ökonomischen Arbeitsweise des Gehirns in Verbindung zu stehen, die bestrebt ist, überflüssige, da schon vorhandene Inhalte brachzulegen.

Beim Lernen ist daher darauf zu achten, sich mit Inhalten ähnlicher Fächer wie etwa zwei Fremdsprachen nicht hintereinander zu beschäftigen, sondern zwischen unterschiedlichen Anforderungen zu wechseln.

Neben den hemmenden Faktoren gibt es aber auch Einflussvariablen, die den Abrufprozessen förderlich sind und die man ebenfalls kontrollieren kann.

Erleichterung von Abrufprozessen durch Wiederholen

Auch wenn man sehr konzentriert gelernt sowie alles verstanden hat und den Stoff am Ende der ersten Aneignungsphase perfekt beherrscht, ist er am nächsten Tag zu ca. 75 % wieder vergessen. Daher ist es wichtig, dass du von Anfang an regelmäßige Wiederholungen einplanst.

Die erste Wiederholung sollte bereits 24 h nach der ersten intensiven Lernphase erfolgen, die 2. am von da an gerechneten 3. Tag, die 3. eine Woche später. Das heißt die Abstände zwischen den einzelnen Wiederholphasen vergrößern sich, da sich die Vergessenskurve abflacht. Meist wird geraten, nach dieser Sequenz einen Monat, 6 Monate, 12 Monate und schließlich 18 Monate später – wenn es sich um Inhalte handelt, die man sich fürs Leben merken möchte – zu wiederholen.

Diese Wiederholfolge genügt aber nicht, wenn wortgetreue Behaltensleistungen erbracht werden sollen. In diesem Fall lohnt es sich, den Lernstoff anfänglich 1-mal pro Woche zu repetieren und wenn er „sitzt", wenigstens zu überfliegen.

Überfliegen ist nicht dasselbe wie Wiederholen! Beim Überfliegen blättert man analog oder digital seine Unterlagen durch, fixiert dabei vor allem Markierungen und begnügt sich mit dem Querlesen.

Kluge Menschen haben beginnend mit der Antike, vielleicht aber auch schon viel früher, versucht, mithilfe einfallsreicher Strategien den Begrenztheiten des menschlichen Gedächtnisses ein Schnippchen zu schlagen.

Spezifische Gedächtnistechniken

Strategien zum Training des Gedächtnisses werden auch Mnemo- bzw. mnestische Techniken genannt. Die Bezeichnung „Mnemotechnik" leitet sich ab von der griechischen Göttin Mnemosyne, der Mutter der Musen, die für das Gedächtnis zuständig war. Der Ursprung des Wortes weist bereits darauf hin, dass diese Techniken keine Erfindungen der Moderne sind, sondern es sich um wiederentdecktes Wissen handelt, d. h. um Hilfsmittel, die bereits von Philosophen und Rednern der Antike genutzt wurden.

Den meisten Gedächtnistechniken ist gemeinsam, dass sie mit bildlichen Vorstellungen arbeiten. Dies liegt in der Funktionsweise des Gedächtnisses begründet, das eher bildhaft als verbal organisiert ist.

Beispiel

Experimente haben ergeben, dass Menschen fähig sind, aus mehreren tausend Bildern einige zuvor dargebotene wiederzuerkennen. Führt man dieselbe Untersuchung jedoch mit Wörtern durch, lässt sich dieses Ergebnis auch nicht annähernd erzielen.

Zur Optimierung von Gedächtnisleistungen mithilfe bildhaften Materials muss man bestimmte Voraussetzungen beachten. So sollten die Bilder den Rahmen des Gewohnten möglichst sprengen. Je grotesker die Fantasiebilder sind, desto dauerhafter prägen sie sich ein.

Bildhafte Vorstellungen zur Förderung der Gedächtnisleistung sollten folgende Kriterien erfüllen:

- Ungewöhnliche, bunte Bilder
- Fantasievolle Verknüpfungen
- Aktivierung aller Sinne

Dieses Phänomen hängt mit Spezifika der menschlichen Informationsverarbeitung zusammen, die man auch den Restorff-Effekt nennt. So merkt sich beispielsweise in der Regel kein Studierender, wenn eine ihm unbekannte Kommilitonin den Vorlesungssaal betritt, aber derselbe Studierende würde es wohl über Jahre hinweg nicht mehr vergessen, wenn während der Vorlesung plötzlich ein aus dem Zoo ausgebrochenes Rhinozeros den Türrahmen durchbräche und wutschnaubend auf den Professor zustürmte. Das erste Ereignis ist völlig üblich und daher nicht der Rede bzw. des Behaltens wert, das zweite hingegen völlig unüblich und wird deshalb im Langzeitgedächtnis gespeichert.

Assoziieren und Visualisieren

Assoziieren und Visualisieren sind wichtige Techniken, um Inhalte langfristig im Gedächtnis zu verankern. Muss ich mir beispielsweise den Familiennamen „Wolf" merken, ist es hilfreich, sich einen in der Steppe dahinjagenden Wolf vorzustellen. Muss ich den Ortsnamen „Rosenheim" im

Gedächtnis speichern, kann ich das Bild eines kleinen, von Kletterrosen umrankten Häuschens verwenden.

Der Einsatz von Bildern ist außerordentlich effizient, weil Bilder sowohl für Verbales als auch für Visuelles Kodierungen bereitstellen. Jemand, der sich die Substantive Elefant, Klavier und Sekt einprägen muss, könnte sich einen klavierspielenden Elefanten vorstellen, der seinen Rüssel in ein Sektglas tunkt.

Diese mnemotechnischen bildhaften Assoziationen können im Studium u. a. dazu eingesetzt werden, um sich Stich- und Gliederungspunkte zu merken, die das Gerüst eines Vortrags oder frei zu haltenden Referats bilden.

Weitere Regeln, die ein erfolgreiches Assoziieren erleichtern:

- Du schließt die Augen, um dich besser zu konzentrieren.
- Du denkst nicht bloß an das gefundene Bild, sondern siehst es möglichst plastisch vor dir und aktivierst dabei weitere Sinneskanäle wie Hören und Riechen.
- Du entscheidest dich für ein einziges Bild, auch wenn sich dir vielleicht mehrere Bilder aufdrängen.
- Das Bild, das dir als erstes einfällt, ist meist das passendste.
- Verwechslungsgefahren durch zu große Ähnlichkeit der Bilder solltest du vermeiden. Bei den Beispielen wäre es nicht sinnvoll, sowohl den Wolf als auch das von Rosen umrankte Häuschen in die Steppe zu versetzen.

Beispiel

Gliederungspunkte eines Kurzreferats zum Thema „Deutsche Kulturstandards" im Bachelorstudiengang „Intercultural Studies"

Kulturstandard „Sachorientierung"

Bild: Chef, der seiner weinenden Sekretärin ungerührt einen Brief diktiert.

Kulturstandard: „Wertschätzung von Regeln"
Bild: Mann, der nachts um halb 2 vor einer Ampel steht und geduldig wartet, bis Grün aufleuchtet, obwohl weit und breit kein Auto zu sehen ist.
Kulturstandard „Zeitplanung"
Bild: Frau, deren Wände keine Tapeten haben, sondern aus Zeitplänen bestehen.
Kulturstandard „Trennung von Beruflichem und Privatem"
Bild: Frau im Businessdress von Coco Chanel am Arbeitsplatz und im Jogginganzug von KIK im Wald
Kulturstandard „Direkter Kommunikationsstil"
Bild: Die unvergessliche Äußerung von Joschka Fischer im Bundestag: „Herr Präsident, ..., Sie sind ein A ...!"

„Eselsbrücken"

In meinem gegenwärtigen Studiengang Europäische Kunstgeschichte muss man sehr viel auswendig lernen, u. a. welche Gemälde und Skulpturen welche Künstler*innen zu welcher Zeit und in welcher Epoche geschaffen haben. Dass ein bestimmtes Gemälde von Matthias Grünewald stammt, habe ich mir anhand eines einzelnen grünen Gefäßes auf diesem Bild leicht merken können (Verknüpfung von Name und Bild durch die Farbe „Grün"). Die Zuordnung einer Skulptur zu dem Bildhauer Donatello konnte ich mir langzeitig einprägen, weil auf dem betreffenden Werk ein tellerähnlicher Gegenstand zu sehen ist (Verknüpfung von Name und Skulptur durch das Bindeglied „Teller").

Loci-Technik

Die Loci-Methode leitet sich von dem lateinischen Wort „locus" = „Ort", „Raum" ab. (Daher kommt auch das schöne Wort „Lokus" mit gedehntem „o", das wir für das stille Örtchen verwenden). Bei dieser mnestischen Strategie prägt man sich Örtlichkeiten wie etwa Gebäude längs eines vertrauten Weges ein, die dann mit den entsprechenden Lerneinheiten verknüpft werden.

Der Weg, den du täglich zur Hochschule zurücklegst, könnte z. B. am spitzgiebeligen Nachbarhaus, einer Bushaltestelle, dem Krankenhaus, dem Park, der Kirche, einer Sparkasse und dem Marktplatz vorbeiführen. Die einzelnen Stationen werden in Gedanken mehrfach abgeschritten, um das Lernmaterial möglichst nachhaltig im Gedächtnis zu verankern.

Hättest du beispielsweise die Wortfolge „Hund", „Harry Potter", „Mund", „Schornsteinfeger" und „Tablet" zu lernen, könntest du folgende Vorstellungskette bilden: Beim Verlassen der Wohnung springt ein Hund mit 2 Köpfen aus dem Nachbarhaus auf die Straße, vor der Bushaltestelle befiehlt Harry Potter einem Besen, in seine Hand zu fliegen, eine Frau mit blutrot geschminktem Mund unternimmt im Park einen Spaziergang, der Schornsteinfeger balanciert auf dem Kirchendach, und vor der Sparkasse hört ein älterer Mann mit seinem Tablet Musik.

Diese Technik wandten schon griechische und römische Redner an, indem sie Abschnitte ihres Vortrags in der Vorstellung an den Extremitäten diverser Marmorstatuen befestigten, die den Säulengang eines ihnen vertrauten Tempels schmückten.

Man kann die Loci-Technik aber auch mit dem Mobiliar des eigenen Zimmers/der eigenen Wohnung praktizieren und den Lernstoff in Schränke, Schubladen, Kisten usw. stopfen. Eine andere Möglichkeit besteht darin, seine Körperteile als „Loci" einzusetzen.

Die Wirkung dieser Technik kann man wieder intensivieren, indem man bizarre Bilder wählt:

Übung zur Locitechnik

„5 volkswirtschaftliche Regeln"

Die Kosten einer Zielerreichung sind das, worauf man dafür verzichten muss: Auge
Menschen reagieren auf Anreize: Nase
Durch erfolgreiche Handelsbeziehungen kann es jedem bessergehen: Hals
Der Lebensstandard hängt von der Fähigkeit ab, Waren und Dienstleistungen herzustellen: Arme
Eine Gesellschaft hat kurzfristig zwischen Inflation und Arbeitslosigkeit zu wählen: Gehirn

Zugehörige Bilder

Das rechte **Auge** blickt verliebt auf einen hellhäutigen jungen Mann mit blonden Haaren, das linke auf einen schwarzhaarigen Mann mit dunkler Hautfarbe. Schließlich richten sich beide Augen auf den brünetten Mann.

Ein Mann steckt seine Knollen**nase** abwechselnd in einen Raum, in dem es brenzlig riecht und in einen Raum, in dem es nach Rosen duftet.

Im **Gehirn** springen kleine Männchen blitzschnell von einer Hemisphäre in die andere.

Aufgabe

Komplettiere die Reihe und finde weitere Bilder!

____

____

____

Mindmapping

Auf die Mindmappingmethode soll an dieser Stelle nur kurz hingewiesen werden, da sie ausführlich in Kap. 7 behandelt wurde. Es sei aber noch einmal daran erinnert, dass Mindmaps wertvolle Gedächtnishilfen darstellen, indem sie breite Wissensgebiete übersichtlich abbilden, Hierarchiestufen deutlich voneinander abgrenzen, Verbales mit Visuellem verbinden und Zusammenhänge zwischen einzelnen Lerninhalten in symbolhafter Form veranschaulichen – Strategien, die die Behaltensleistung nachhaltig fördern.

Schlüsselwortmethode

Diese Methode ist eine sehr effiziente Strategie zum Lernen von Vokabeln in einer Fremdsprache. Da viele Studiengänge international ausgerichtet sind und Aufenthalte in „foreign countries" in Form von Praktika oder Auslandssemestern bei Bewerbungen nicht nur erwünscht, sondern zum Teil ein „Muss" sind, solltest du dich vom 1. Semester an bemühen, mindestens 2 Fremdsprachen gut zu beherrschen.

Die Schlüsselwortmethode besteht aus 3 Stufen:

- Die Vokabel wird übersetzt.
- Man sucht zu der Vokabel ein ähnlich klingendes Wort in der Muttersprache, das sog. Schlüsselwort.
- Man findet ein Bild, das beide Wörter miteinander verbindet. Dieses Bild sollte wieder möglichst plastisch und ungewöhnlich sein.

Beispiel

Neuhebräische Vokabeln lernen

Neuhebräisch „עיפרון" (iparon) = „Bleistift"
Phonetische Ähnlichkeit mit „Ikarus"

Verbindendes Bild: Der junge Ikarus (Gestalt aus der griechischen Mythologie) sitzt auf einem riesigen Bleistift, der wie eine Rakete in den Himmel steigt.

Neuhebräisch „רבים" (rabim) = „viele"
Phonetische Ähnlichkeit mit „Rabbiner"

Verbindendes Bild: Viele Rabbiner eilen zum Sabbatgottesdienst in die Synagoge.

Neuhebräisch „נעל" (naal) *m* **= „Schuh"**
Phonetische Ähnlichkeit mit „Nagel"

Verbindendes Bild: Ein paar derbe mit Nägeln beschlagene Männerschuhe, aus denen Gras wächst.

Welche lautmalerisch ähnlichen Wörter man als Schlüsselwörter wählt, hängt natürlich von dem eigenen Sprachschatz, der Breite des Wissens und den individuellen Interessen ab, was aber zum Erfolg der Methode beiträgt, denn persönliche Bedeutsamkeit steigert die Verankerung von Gedächtnisinhalten. Die Wirksamkeit der Schlüsselwortmethode konnte in mehreren Studien überzeugend nachgewiesen werden.

Übrigens!

Einige Gedächtniskünstler haben sich mithilfe der Schlüsselwortmethode nachweislich schon komplette, mehr als tausendseitige Wörterbücher eingeprägt.

Impulsfrage

Welche mnestische(n) Technik(en) willst du ab morgen einsetzen und warum?

____

____

____

Mnemotechniken unterstützen nicht nur die Behaltensfähigkeit, sondern dienen auch dem Training von Konzentration und Kreativität, denn um diese Strategien anzuwenden, muss man Fantasie entwickeln und sich aktiv um die Anschaulichkeit und Illustration der Bilder und Geschichten bemühen.

Merke!

- **Langzeitig gespeichert werden vor allem Inhalte, die bedeutsam und affektiv sind!**
- **Bildhafte Assoziationen sind besonders geeignet, eine hohe Behaltensleistung zu erzielen!**
- **Je ungewöhnlicher die Bilder sind, desto besser prägen sich die Inhalte ein. Man nennt das den Restorff-Effekt!**
- **Eine bewährte Gedächtnismethode ist die Loci-Technik!**
- **Die Schlüsselwortmethode eignet sich gut für das Erlernen einer Fremdsprache!**

9

Prüfungsstrategie

Inhaltsverzeichnis

Vor der Prüfung 110
Der Tag davor 110
Programmiere dich positiv! 112
Der Prüfungstag 113
Planen 113
Entspannen 114
Während der Prüfung 115
Schriftliche Prüfungen 116
Mündliche Prüfungen 117
Das Wichtigste zuerst 118
Nach der Prüfung 121

Worum geht es?

Kap. 9 thematisiert Planungs- und Verhaltensstrategien vor und während mündlicher und schriftlicher Prüfungen. Du lernst, wie du vor und während der Prüfung deine

G. Bensberg, *Survivalguide Studium*,
https://doi.org/10.1007/978-3-662-63895-8_9

Gedanken steuern und für Entspannung sorgen kannst, wie du in einer Klausur vorgehst und bei einer mündlichen Prüfung deine Antworten aufbaust. So kannst du deinen Prüfungserfolg optimieren.

Vor der Prüfung

Für eine effiziente Prüfungsstrategie gilt das Prinzip: Je vertrauter die Situation ist, und sei es auch nur in der Vorstellung, und je mehr Strategien man für alle Eventualitäten bereithält, desto eher reduziert sich übermäßige Erwartungsangst und macht realitätsangemessenen Bewältigungsmöglichkeiten Platz.

Der Tag davor

Du entscheidest, ob du dich an diesem Tag noch mit dem Lernstoff beschäftigen oder kein Buch mehr in die Hand nehmen willst.

Unter „Lernexperten" gilt meist die Auffassung, dass die letzten 24 h vor einem Prüfungstermin lernfrei sein sollten. Das gilt aber nicht in jedem Fall, da es auch zur Beruhigung beitragen kann, sich an diesem Tag mit prüfungsrelevanten Inhalten zu beschäftigen, statt Grübeleien über einen möglichen Misserfolg oder gar Katastrophengedanken – „ich falle durch, alles ist aus" – zu kultivieren. Allerdings sollte sich die Beschäftigung mit dem Prüfungsstoff auf kurze Wiederholungssequenzen bzw. ein „Überfliegen" des Stoffes beschränken. Sinnvoll ist in jedem Fall, sich noch einmal persönliche „Stolpersteine" einzuprägen, das sind z. B. Formeln, die man sich absolut nicht merken kann, Geschichtszahlen, die man immer wieder durcheinanderschmeißt, einen

Lösungsansatz, auf den man nicht kommt, obwohl man ihn bereits wiederholte Male nachvollzogen hat, usw.

Ich selbst hatte bei der Vorbereitung auf die mündliche Diplomprüfung in Psychologie große Probleme mit dem sog. Rasch-Modell, einem komplizierten testtheoretischen Konstrukt. Auf der Fahrt zum Prüfungsort habe ich im Zug noch einmal die wichtigsten Stichpunkte rekapituliert, und tatsächlich bezog sich die letzte Frage in der Prüfung auf dieses Modell. Glücklicherweise war die Zeit schon fast um, sodass der Prüfer nicht mehr in die Tiefe gehen konnte.

Ein besonderes Problem kann der Abend vor einer Prüfung sein, da sich Anspannung und Aufregung in diesen Stunden meist deutlich steigern. Du solltest dir also vorher überlegen, wie du den Abend verbringen willst und wer als Ansprechpartner zur Verfügung steht.

Für viele ist auch das Ein- und Durchschlafen in der Nacht vor einem Examen oder einer wichtigen Klausur ein schwieriges Thema. Um Schlafproblemen vorzubeugen, lies in Kap. 13 die Tipps zur Schlafhygiene nach.

Bei länger anhaltenden Schlafproblemen in Prüfungszeiten kann es sinnvoll sein, einige Wochen auf ein pflanzliches Beruhigungsmittel oder notfalls auch auf ein verschreibungspflichtiges Medikament unter ärztlicher Kontrolle zurückzugreifen. Keinesfalls sollte man jedoch mit derartigen Medikamenten, deren Wirkung individuell sehr verschieden sein kann, am Vorabend einer Prüfung experimentieren, denn die Reaktionen können sehr unterschiedlich bzw. paradox sein.

Die weitverbreitete Überzeugung, man müsse für eine gute Note in der Nacht vor einer Prüfung gut schlafen, solltest du schleunigst über Bord werfen. Dieser Zusammenhang ist empirisch nicht nachweisbar,

weil durch den Druck der Situation so viel Adrenalin produziert wird, dass man während der Prüfung, auch ohne geschlafen zu haben, in der Regel hellwach und aufnahmebereit ist.

Ein negativer Zusammenhang tritt meist nur dann ein, wenn die Überzeugung, man müsse mindestens 7 h geschlafen haben, als selbsterfüllende Prophezeiung ihre destruktive Kraft entwickelt. Also noch einmal: In der Nacht vor einer Prüfung wenig oder gar nicht zu schlafen, ist weder in gesundheitlicher Hinsicht „gefährlich", noch folgt daraus, dass du die Prüfung verhaust. Im Gegenteil: Der Vorsatz, in dieser Nacht gut zu schlafen, ist die beste Methode, nur unter Schwierigkeiten oder gar nicht einzuschlafen.

Programmiere dich positiv!

In Kap. 2 habe ich die Wirkungsweise von Autosuggestionen erklärt, die das Unterbewusstsein als Programm speichert und damit das Verhalten in die erwünschte Richtung lenkt. Entsprechende Instruktionen lassen sich sehr effizient zur Steigerung des Prüfungserfolgs einsetzen. Die Sätze sollten direkt auf die Prüfungssituation bezogen und in der Gegenwartsform formuliert sein und natürlich eine positive Botschaft transportieren.

Beispiele für positive Selbstprogrammierungen

- Ich gebe mein Bestes!
- Ich kämpfe um jeden Punkt!
- Ich schaffe das!

Aufgabe

Finde 3 weitere positive Selbstprogrammierungen!

____

____

____

____

Du schreibst dir deine Sätze am besten gut lesbar in großen Druckbuchstaben auf, hängst sie an die Wand, verwendest sie als Bildschirmhintergrund, trägst sie in deine Arbeits- oder Ringbuchhefte ein, speicherst sie auf dem Handy usw. Es ist wichtig, dass dich diese Sätze tagaus, tagein begleiten.

Sage sie dir mehrmals täglich vor, ob laut oder leise, hängt von der Situation ab. Im Wald kannst du sie richtig herausschreien, im vollen Bus unterlässt du das besser, schließlich willst du den Prüfungstag nicht in einer psychiatrischen Ambulanz verbringen.

Der Prüfungstag

Überlege dir rechtzeitig, wie du den Prüfungstag gestalten möchtest, sodass es dir dabei möglichst gut geht und du dich optimal auf die Prüfung einstimmen kannst.

Planen

Plane den praktischen Ablauf: „Wann stehe ich auf?" „Was kann ich tun, um nicht zu verschlafen?" „Was muss ich mitnehmen?" usw. Falls du mit dem Bus oder Zug zum Prüfungsort fährst, rechne immer mit Verspätungen, breche also früher als gewöhnlich auf.

> **Wenigstens ein Stück deines Weges solltest du zu Fuß zurücklegen, da körperliche Bewegung ein probates Mittel ist, um Aufregung zu reduzieren. Dabei konzentrierst du dich innerlich auf deine Leitsätze.**

Du solltest dir auch überlegen, ob du den Kontakt zu Freunden und Kommiliton*innen unmittelbar vor der Prüfung eher suchen oder aber vermeiden möchtest. Die Erfahrung, mit anderen in einem Boot zu sitzen, kann hilfreich sein, sie kann aber auch zu gesteigerter Aufgeregtheit führen, indem die Panik anderer ansteckend wirkt.

Entspannen

Um zur Ruhe zu kommen, ist eine Entspannungsübung empfehlenswert. Kurz vor einer Prüfung lässt sich sehr gut die gezielte Bauchatmung einsetzen.

Bauchatmung

Setze dich bequem hin und halte den Rücken gerade. Lege beide Hände auf den Bauch, sodass sich die Fingerspitzen berühren und der Mittelfinger über dem Bauchnabel liegt. Atme dann tief, aber ohne Anstrengung ein, sodass sich der Bauch leicht nach außen wölbt und sich die Fingerspitzen auseinander bewegen. Atme wieder aus und achte darauf, dass die Ausatmungsphase länger als die Einatmungsphase ist. Beim Ausatmen bewegt sich der Bauch wieder nach innen. Atme erst wieder ein, wenn du das Bedürfnis danach hast.

Es empfiehlt sich folgende Kombination:

- Bauchatmung
- 3-malige Wiederholung deiner Selbstprogrammierungen

Nachdem du am Prüfungsort angekommen bist, suchst du dir ein ruhiges Plätzchen, notfalls die Toilette, und führst diese Übung mehrere Male hintereinander durch. Im Prüfungsraum wiederholst du diese 2-stufige Sequenz noch einmal, bevor die Aufsicht das Startzeichen gibt. Auch zwischendrin sollte man, sobald man das Gefühl hat, es läuft gerade nicht so rund und Angst aufkommt, kurz aussteigen und die Übung durchführen; mehr dazu in Kap. 13 (Erste Hilfe bei Blackout).

Impulsfragen

Wie entspannst du am besten? Lässt sich deine Strategie in der Prüfung einsetzen und wenn ja, wie genau?

____

____

____

Während der Prüfung

Auch bei der Prüfung selbst gilt es, einiges zu beachten, wobei zwischen schriftlichen und mündlichen Prüfungen zu unterscheiden ist.

Schriftliche Prüfungen

Falls die Klausur nicht in Form einer Powerpoint-Präsentation konzipiert ist, sondern ganz altmodisch als Paper-Pencil-Variante ausgegeben wird, ist es ratsam, vor der Bearbeitung der Aufgaben/Fragen die Seiten kurz durchzublättern, um sich einen ersten Überblick zu verschaffen. Auf diese Weise ist man vor vielleicht bösen Überraschungen sicher und gewinnt eine gewisse Kontrolle über die Situation, was für die psychische Befindlichkeit sehr wichtig ist.

Sollte die Zeit relativ großzügig bemessen sein, hier gibt es große Unterschiede zwischen Studiengängen und Fachbereichen sowie einzelnen Lehrkräften, kannst du zusätzlich das Aufgabenmarkierungsprinzip einsetzen.

Aufgabenmarkierungsprinzip

Während du die Klausur durchblätterst, unterziehst du alle Aufgaben/Fragen einem kurzen „Check-up" und markierst sie nach den Kriterien „sofort lösbar" (+++), wahrscheinlich lösbar" (++), „zunächst nicht lösbar" (+).

Du kannst dir selbstverständlich auch ein anderes Zeichensystem erdenken und mit Sternchen arbeiten oder dem Schema [+, 0, −].

Hast du alle Items entsprechend gekennzeichnet, beginnst du mit den „sofort lösbaren" Fragen und Aufgabenstellungen, dann gehst du zur mittelschweren Gruppe über, und erst am Ende führt man sich die Problemfälle zu Gemüte. Mit einem Polster gelöster Aufgaben und beantworteter Fragen im Rücken erweist sich so manche harte Nuss als knackbar, u. a. da es einem die vorangegangenen Erfolgserlebnisse erleichtern, sich gedanklich voll auf die Prüfungsinhalte zu konzentrieren.

Grundsätzlich beginnt man immer mit denjenigen Aufgaben, die den geringsten Lösungsaufwand bedeuten. Wenn beispielsweise die eine von zwei Aufgaben, die als leicht eingestuft wurden, darin besteht, etwas Auswendiggelerntes niederzuschreiben, während die andere eine Rechnung erfordert, entscheidet man sich für die „Abspulaufgabe", denn auch bei einer simplen Rechenaufgabe besteht immer die Gefahr, einen Flüchtigkeitsfehler zu begehen.

Mündliche Prüfungen

Vorbereitung einer mündlichen Prüfung
Bei der Vorbereitung auf eine mündliche Prüfung solltest du immer laut lernen, vgl. die Hinweise in Kap. 7. Ein sich selbst bzw. realen oder imaginären Anderen laut dargebotener Vortrag zeigt dir nämlich, inwieweit du imstande bist, das Gelernte auch einem Zuhörer verständlich zu vermitteln, und dabei wird die Fähigkeit des Formulierens, Strukturierens und Straffens der Lerninhalte erfasst und geübt.

Diese Techniken zu trainieren, ist sehr wichtig, da es gerade bei mündlichen Prüfungen, die in zeitlicher Hinsicht nicht viel Raum zu längerfristigen Überlegungen lassen, darauf ankommt, zentrale Punkte in wenigen, wohlgewählten Worten darbieten zu können.

Außerdem hat die mündliche Wiederholung den Vorteil, dass sie mehr Abwechslung in den Lernvorgang bringt, denn man kann dabei beispielsweise im Zimmer umherwandern und sich je nach Ausmaß seiner selbstdarstellerischen Anteile ein großes Publikum vorstellen, das man von seinen neu gewonnenen Erkenntnissen überzeugen will. Abwechslung aber beugt dem Lernfrust vor und fördert überdies die Behaltensleistung.

Das Wichtigste zuerst

Bevor du antwortest, solltest du sicher sein, dass du die Frage richtig verstanden hast. Bist du dir diesbezüglich unsicher, empfiehlt es sich, höflich nachzufragen.

Bei mündlichen Prüfungen ist es wichtig, seine Antworten nach dem Prinzip „Vom Allgemeinen zum Besonderen“ zu strukturieren. Das heißt, du gibst zuerst einen Überblick und gehst dann in die Details. Wie das praktisch aussieht, verdeutlichen die folgenden Beispiele.

Fach Geschichte/Mündliche Prüfung/Spezialgebiet „Französische Revolution"

Frage: Bitte nennen Sie wichtige Ursachen für die Französische Revolution?
Falsche Antwort:
„Eine Ursache für die Französische Revolution war die Verelendung der meisten Angehörigen des 3. Standes. Im Jahr 1788/89 erreichte die Krise ihren Höhepunkt, denn eine Missernte hatte die Brotpreise in die Höhe getrieben. Außerdem war der Winter ungewöhnlich streng, und viele Manufakturarbeiter wurden arbeitslos usw."

Wenn du in dieser Weise antwortest, vermittelst du dem Prüfer/der Prüferin den Eindruck, dass du nur über den Einflussfaktor „Verelendung des dritten Standes“ Bescheid weißt. Gefragt war aber nach **wichtigen Ursachen** für die Französische Revolution.

Fach Geschichte/Mündliche Prüfung/Spezialgebiet „Französische Revolution"

Frage: Bitte nennen Sie wichtige Ursachen für die Französische Revolution?
Richtige Antwort:

„Wichtige Ursachen waren die wirtschaftliche Rezession mit hohen Defiziten im Staatshaushalt, die Verelendung der meisten Angehörigen des 3. Standes, eine Veränderung des Denkens durch die vorangegangene Aufklärung, die Blockade notwendiger Reformen durch den Adel usw."

Erst wenn du alle dir bekannten verursachenden Faktoren genannt hast, gehst du in die Details: „Durch den 7-jährigen Krieg und die Beteiligung Frankreichs am amerikanischen Unabhängigkeitskrieg sowie verschwenderische Ausgaben des Hofes hatte sich der Staat extrem verschuldet. Die Ausgaben überstiegen deutlich die Einnahmen usw."

Fach Geografie/Mündliche Prüfung/Spezialgebiet „Klimazonen"

Frage: Welche zentralen Klimazonen unterscheidet man?
Falsche Antwort:
„Zu den zentralen Klimazonen gehören die Polargebiete. Polargebiete sind Kältewüsten mit Temperaturen, die ständig unter oder nur knapp über Null Grad liegen usw."

Fach Geografie/Mündliche Prüfung/Spezialgebiet „Klimazonen"

Frage: Welche zentralen Klimazonen unterscheidet man?
Richtige Antwort:
„Insgesamt unterscheidet man 5 Klimazonen, nämlich Polargebiete, Subpolargebiete, gemäßigte Zone, Subtropen und Tropen. Polargebiete sind Kältewüsten mit Temperaturen, die ständig unter oder nur knapp über Null Grad liegen ..."

Es ist prinzipiell ratsam, während der Vorbereitung auf die Prüfung selbst zu überlegen, welche Fragen man sinnvollerweise zu einem Thema stellen kann. Die Perspektive des Prüfers/der Prüferin einzunehmen, führt zu mehr Souveränität in der Prüfungssituation und reduziert Gefühle des „Ausgeliefertseins" und der fehlenden Kontrolle.

Schweigen ist Silber, Reden ist Gold!
Bei mündlichen Prüfungen gilt das Prinzip: Schweigen ist Silber, Reden ist Gold! Je mehr man selbst erzählt, desto weniger kann der Prüfer/die Prüferin fragen. Die meisten Prüfer*innen freuen sich, wenn der Prüfling viel weiß und unterbrechen eher selten. Es gibt allerdings vereinzelt auch Prüferinnen und Prüfer mit narzisstischem Einschlag, die selbst eine Prüfungssituation zur Selbstdarstellung nutzen. Außerdem gibt es Prüfer*innen, denen vor lauter Begeisterung über ihr Fach manchmal „die Gäule durchgehen", sodass Thesen und Forschungsergebnisse wie ein unhaltbarer Wasserfall aus ihnen hervorsprudeln und jeder Satz zu immer neuen Ausführungen animiert. In diesen Fällen hilft nur, freundlich aber bestimmt zu unterbrechen. Andernfalls läufst du Gefahr, dass sich die Anwesenden am Ende fragen: „Ja, was hat die Kandidatin/der Kandidat denn eigentlich gesagt?"

Am ungünstigsten ist es, in einer mündlichen Prüfung zu verstummen und den Prüfer/die Prüferin nur noch mit weitaufgerissenen Augen wie eine von der Katze gejagte Spitzmaus anzustarren. Wenn du befürchtest, die Situation könnte dich so einschüchtern und ängstigen, dass du am Ende kein Wort mehr herausbringst, rate ich dir, rechtzeitig eine Beratungsstelle für Studierende aufzusuchen, die es in fast allen Studentenstädten gibt. Dort kannst du effiziente Strategien gegen Prüfungsangst erlernen.

Nach der Prüfung

Da es keine Garantie gibt, dass man eine Prüfung trotz exzellenter Vorbereitung nicht doch in den Sand setzt, etwa weil völlig unerwartete Fragen gestellt werden, sollte man sich überlegen, was oder wer einen nach einem solchen Debakel am besten beruhigen kann. Der eine zieht sich am liebsten ins Bett zurück, will nichts mehr sehen und hören, nur noch schlafen, der andere lenkt sich mit Computerspielen oder Fernsehen ab, vielen aber hilft am meisten der Zuspruch durch nahe Bezugspersonen.

Wie immer die Prüfung verläuft, man sollte sich hinterher etwas Gutes tun, denn es ist auch bei einem realen Misserfolg eine Leistung, gelernt und den Prüfungstermin wahrgenommen zu haben. Selbst eine schlechte Note kann subjektiv ein Erfolg sein, weil man sein Bestes gegeben hat und unter günstigeren Umständen vielleicht bestanden hätte, denn bei Prüfungen spielt natürlich auch die Tagesform und das bekannte Glück bzw. Pech eine Rolle.

So gibt es Klausuren, bei denen die zum Bestehen notwendige Punktzahl nicht von vornherein feststeht, sondern erst nachträglich je nach Anzahl der „guten" und „schlechten" Ergebnisse festgelegt wird, da ein bestimmter Prozentsatz der Studierenden durchfallen soll. Das heißt, ein Prüfling kann, je nachdem wie fit oder nicht fit seine Kommilitoninnen und Kommilitonen sind, mit derselben Leistung einmal bestehen und einmal durchfallen.

Wie man sich belohnen will, sollte man sich bereits im Vorfeld überlegen; schon die Aussicht auf eine kleine oder große Belohnung kann die Motivation steigern.

Merke!

- **Eine gute Strategie ist Voraussetzung für den Prüfungserfolg!**
- **An einer Prüfung teilgenommen und sein Bestes gegeben zu haben, ist unabhängig von der Note eine Leistung!**
- **Für den Erfolg in einer schriftlichen oder mündlichen Prüfung gelten unterschiedliche Regeln!**
- **Angst und Aufregung kann man mit Entspannungstechniken und positiven Selbstinstruktionen in den Griff kriegen!**

10

Abschlussarbeit

Inhaltsverzeichnis

Formalien beachten 124
Arbeitsplan erstellen 125
Charakteristika wissenschaftlichen Arbeitens 126
Literaturrecherche 130
Lesen und Exzerpieren 132
Gliederung erstellen 133
Das Bauherrenprinzip: Vom Groben zum Feinen 135
Der rote Faden 138
  Vier bis sechs Augen sehen mehr 138
Ausdruck, Bindung, Abgabe 139
Und danach? 139

G. Bensberg, *Survivalguide Studium*,
https://doi.org/10.1007/978-3-662-63895-8_10

Worum geht es

Kap. 10 stellt wichtige Strategien in Bezug auf die Abschlussarbeit vor. Du erhältst Tipps für die Literaturrecherche, die Bearbeitung der Literatur, das Erstellen der Gliederung, das Vorgehen beim Schreiben und die Gestaltung von Sprache und Stil.

Mit der Abschlussarbeit befindest du dich auf der Zielgeraden in deinem Studium. Jetzt gilt es nur noch, die letzte Hürde zu nehmen und die Thesis zu schreiben.

Formalien beachten

In den meisten Studiengängen liegen konkrete Hinweise zur Abfassung von schriftlichen Arbeiten vor, die man als Broschüre erwerben oder aus dem Netz downloaden kann.

Unverzichtbare Bestandteile einer Abschlussarbeit sind:

- Titelblatt
- Inhaltsverzeichnis
- Text
- Literaturverzeichnis
- ggf. Verzeichnis der Abkürzungen
- ggf. Verzeichnis der Abbildungen
- ggf. Verzeichnis der Tabellen
- Erklärung zur Thesis, in der man versichert, die Arbeit selbstständig angefertigt und keine Hilfsmittel, außer den genannten und erlaubten benutzt zu haben. Die Hochschulen halten hierfür spezielle Vordrucke bereit
- ggf. Anhang, der die eingesetzten Forschungsinstrumente wie etwa Tests oder Fragebogen enthält

Arbeitsplan erstellen

Spätestens nach der Anmeldung des Themas beginnt man mit der konkreten Planung der Arbeit. Dabei ist zu beachten, was an Aufgaben und Verpflichtungen außerhalb der Thesis auf einen wartet, und welche Zeiten schon verplant sind.

Vielleicht besitzt du ja einen Hund, der regelmäßig Gassi geführt werden will, oder die Erbtante Erna reist gerade während der Abfassungszeit der Arbeit aus Amerika an und du musst Zeit mit ihr verbringen, damit sie dir mal einige Dollar hinterlässt.

In vielen Fachbereichen ist es außerdem üblich, dass Prüfungskandidaten an Kolloquien teilnehmen müssen, in denen sie ihre Themen vorstellen, die dann im kleinen Kreis diskutiert werden.

Beispiel Zeitplanung

1. Woche Literaturrecherche
2. Woche Literaturrecherche
3. Woche Grobgliederung und Schreibstart
4. Woche Manuskript erstellen
5. Woche Manuskript erstellen
6. Woche Feinarbeit
7. Woche Feinarbeit
8. Woche Letzte Überarbeitungsschritte

Die obige Einteilung hat sich als allgemeine Orientierung bei der Anfertigung von Abschlussarbeiten bewährt. In fortgeschrittenen Bearbeitungsstadien ist es aber auch empfehlenswert, zwischen verschiedenen Aufgabentypen zu wechseln, also z. B. vormittags für ein Kapitel die Grobfassung zu erstellen und nachmittags bei einem anderen die Formulierungen zu optimieren.

Es ist sinnvoll, einen Soll- und einen Ist-Plan erstellen, die man am Ende der Woche jeweils abgleicht. Wenn die Wochenplanung abgeschlossen ist, geht man zur Tagesplanung über.

Mit der Anfertigung einer Abschlussarbeit sollen Studierende unter Beweis stellen, dass sie eine wissenschaftliche Fragestellung mit den während des Studiums erlernten Methoden eigenständig bearbeiten können.

Charakteristika wissenschaftlichen Arbeitens

Sprache und Stil

Der Stil einer wissenschaftlichen Arbeit unterscheidet sich deutlich vom Umgangsdeutsch. Er ist gehoben, und zum Teil wird eine eigene Wissenschaftssprache verwandt.

Deutliche Unterschiede bestehen auch zu journalistischen Schreibstilen, bei denen es darum geht, Aufmerksamkeit zu erregen und die Leserinnen und Leser zu unterhalten. Mittlerweile rät man Studierenden häufig, sich möglichst kurz zu fassen und eher einen parataktischen (Aneinanderreihung von gleichberechtigten Hauptsätzen) und nicht hypotaktischen (Abfolge von Haupt- und untergeordneten Nebensätzen) Sprachstil zu bevorzugen. Diese Entwicklung erinnert ein wenig an die Einführung der simplifizierenden, die Wörter auf ein Minimum reduzierenden „Newspeak" in Aldous Huxleys „Brave New World" und wird durchaus nicht von jedem begrüßt. Komplexe Sachverhalte lassen sich nicht immer mittels einfacher Satzkonstruktionen darstellen. Außerdem hat Sprache nicht nur eine Mitteilungsfunktion, sondern auch ästhetische Qualitäten.

Was Stilkriterien anbelangt, existieren je nach Fachbereich und Professorenmentalität deutliche Präferenzunterschiede.

Man sollte also, wenn die Arbeit ansteht, überprüfen, was innerhalb des eigenen Faches Usus ist und welchen Stil der Betreuer/die Betreuerin bevorzugt.

Übrigens: Korrekte Rechtschreibung und Zeichensetzung sowie das Beherrschen von Grammatikregeln werden in einer Abschlussarbeit als selbstverständlich vorausgesetzt.

Beispiel für einen journalistischen Stil

Thema der Thesis: Psychische Probleme von „School Shooters"

Schon wieder ist es passiert. Gestern drang ein ehemaliger Schüler des Nolte-Gymnasiums (Name geändert) schwerbewaffnet in das Gebäude ein und streckte 2 Lehrer und 3 Schüler ungerührt nieder. Der ehemalige Klassenlehrer von Manfred H. (Name geändert) war völlig fassungslos über das Geschehen und äußerte in einem Interview, dass der Killer vom Nolte-Gymnasium, wie er jetzt genannt wird, ein ganz unauffälliger Schüler gewesen sei. Ob er diesbezüglich wirklich genau hingeschaut hat, ist fraglich. Schließlich haben Experten herausgefunden, dass die meisten „School Shooters" im Vorfeld massive Probleme hatten, sich ausgegrenzt und gedemütigt fühlten.

Beispiel für einen wissenschaftlichen Stil

Thema der Thesis: Psychische Probleme von „School Shooters"

Das Phänomen des „School Shootings" greift immer mehr auch auf Deutschland über. An mittlerweile insgesamt 5 Schulen (Zahl erfunden) ist es seit dem Jahr 2000 bisher zu Amokläufen mit Verletzten und Toten gekommen. Während Eltern, Lehrer und Mitschüler die „School Shooters" meist übereinstimmend als unauffällige, zurückgezogene und wenig aggressive junge Menschen charakterisieren, weisen wissenschaftliche Studien auf eine massive Hintergrundproblematik hin. So ist wenigstens für einen Teil der jugendlichen Amokläufer typisch, dass sie über einen langen Zeitraum objektiv und/oder subjektiv Ausgrenzung, Demütigung und persönliche Niederlagen erfuhren.

Jenseits der Subjektivität

Eine wissenschaftliche Arbeit zeichnet sich durch Objektivität aus. Wissenschaftlichkeit geht immer einher mit einem Abstrahieren von individuellen Meinungen, Ansichten und Überzeugungen, denn sie ist an allgemeingültigen Aussagen interessiert. Das Wort „ich" ist daher in einer solchen Arbeit meist nicht gern gesehen. Früher wählte man an seiner Stelle das mittlerweile ungebräuchliche „wir" (Pluralis majestatis), heute bevorzugt man unpersönliche Formulierungen.

Die Annahmen, Hypothesen, Schlussfolgerungen und Erkenntnisse, die in Bezug auf die Arbeit entwickelt und gewonnen werden, müssen überprüfbar und verallgemeinerungsfähig sein, und zwar unabhängig von den jeweiligen Forschungsmethoden, die sehr unterschiedlich sein können.

Bei empirischen Arbeiten werden die Ergebnisse mithilfe statistischer Verfahren auf ihre Signifikanz (= Irrtumswahrscheinlichkeit) hin überprüft, d. h. es wird getestet, ob ein Ergebnis womöglich nur zufällig zustande gekommen ist oder ob man dies auf dem 5 %-Niveau (die Irrtumswahrscheinlichkeit liegt bei 5 % oder sogar 1 %-Niveau (die Irrtumswahrscheinlichkeit liegt bei 1 %) mit hoher Gewissheit ausschließen kann.

Bei geisteswissenschaftlichen Arbeiten müssen die Argumentationsketten nachvollziehbar sein und den Gesetzen der Logik folgen sowie durch aussagefähige Quellen und anerkannte Theorien fundiert werden.

Belege, Belege, Belege

In einer wissenschaftlichen Arbeit sind alle Aussagen zu belegen, sodass sie von jedem, der die Schrift liest und beurteilt, überprüft werden können. Wenn man also eine Theorie, Hypothese oder einen Forschungsbefund zitiert bzw. zusammenfasst oder auch nur am Rande erwähnt, ist genau anzugeben, um welche Studie es sich handelt, von wem sie verfasst wurde und in welchem Werk/Beitrag man sämtliche Einzelheiten nachlesen kann. Alle Zitate, Literaturangaben, Hilfsmittel, Quellen usw. sind daher offen zu legen. Mit dem Kriterium der Nachprüfbarkeit geht auch die Forderung einher, in der Arbeit zu verdeutlichen, welche Untersuchungsschritte warum und in welcher Reihenfolge im Einzelnen vorgenommen wurden.

Innovation und Eigenständigkeit

Welchen Sinn haben wissenschaftliche Arbeiten überhaupt? Warum werden sie verfasst? Man will durch entsprechende Forschungen zu neuen Erkenntnissen und innovativen Einsichten gelangen, die auch praktisch bedeutsam sein können und/oder – vor allem wenn es sich um Grundlagenforschung handelt – weitere wichtige Studien einleiten.

Dieser Anspruch impliziert zugleich, dass sich banale Phänomene in der Regel nicht für eine wissenschaftliche Untersuchung eignen, sondern der Forschungsgegenstand von allgemeinerem Interesse sein sollte. Zugleich geht mit dem Anspruch auf Erkenntnisgewinn einher, dass es nicht genügt, im Rahmen einer Bachelorarbeit vorhandene Theorien und schon bestätigte Ergebnisse zusammenzutragen und zu replizieren.

Als Resultat einer Thesis muss ein eigenständiges Fazit erkennbar sein. Daher liegt jeder Bachelorarbeit eine Fragestellung zugrunde. Aus den existierenden Theorien

und Forschungsbefunden sind eigene Ansätze zu entwickeln.

> **Beispiel**
>
> **Über die Anforderungen an eine Bachelorarbeit/ Anwendungsbereich Wirtschaftswissenschaften an der Hochschule für Angewandte Wissenschaften**
>
> „Typisch für die wissenschaftliche Arbeit ist, dass sie zu einem genau umrissenen Untersuchungsgegenstand „originäre" Aussagen enthält. Originär meint hier, dass die wissenschaftliche Arbeit einen grundsätzlich neuen Gedanken bzw. eine grundsätzlich neue Erkenntnis enthalten soll. Idealerweise ist diese Erkenntnis „aus der Praxis für die Praxis" sofort verwertbar und kann auf einen größeren Adressatenkreis übertragen werden. (www.hof-university.de/fileadmin/user_upload/studienbuero/04_Merkblatt_Bachelorarbeiten_W_170705.pdf)

Literaturrecherche

Gleichgültig, ob eine empirische oder eine theoretische Arbeit verfasst werden soll, es müssen immer alle wichtigen, zu dem Thema publizierten Literaturbeiträge recherchiert, diskutiert und in das Werk integriert werden.

Man unterscheidet dabei zwischen Primärliteratur – das sind epische, dramatische und lyrische Werke sowie historische, religiöse und juristische Quellen – und Sekundärliteratur – in der Regel wissenschaftliche Abhandlungen über die oben genannten Texte.

Digitale Literatursuche

Die Literatursuche verläuft mittlerweile zunehmend digital anhand von Literaturdatenbanken, die Datenmengen speichern, verwalten und zur Nutzung bereitstellen. Für einzelne Fachbereiche stehen unterschiedliche

Datenbanken zur Verfügung, für den Fachbereich Kunstgeschichte z. B. die Datenbank „kubikat“ und „Joconde“. Welche Datenbanken für deinen Fachbereich heranzuziehen sind, wird dir zu Beginn des Studiums mitgeteilt.

Zur Verfeinerung einer digitalen Literaturrecherche kannst du die sog. **Booleschen Operatoren** „und“, „oder“ „nicht“ heranziehen.

Beispiel: Suche nach „Goethe“ und „Faust“

- Operator „und“ („Goethe“ und „Faust“): Schnittmenge aller Treffer, in denen sowohl „Goethe“ als auch „Faust“ vorkommen.
- Operator „oder“ („Goethe“ oder „Faust“): Schnittmenge aller Treffer, in denen entweder „Goethe“ oder „Faust“ vorkommen.
- Operator „nicht“ („Goethe“, nicht „Faust“): Schnittmenge aller Treffer, in denen nur „Goethe“ vorkommt.

Ein weiterer wichtiger Tipp für die digitale Literatursuche ist die sog. **Trunkierung** (= Verkürzung). Die Trunkierungszeichen, meist sind es *, ? und #, werden an das Wortende angehängt (Rechtstrunkierung) oder ihm vorangestellt (Linkstrunkierung). Die Zeichen dienen als Platzhalter für weitere Buchstaben, grammatische Flexionen sowie ganze Wörter und ermöglichen auf diese Weise eine breiter angelegte Suche. So ergibt die Recherche nach „Gedicht“ mit Trunkierungszeichen am Wortende („Gedicht*?#“) auch Literaturangaben zu „Gedichtinterpretation“, „Gedichtzyklus“, „Gedichtanalyse“ usw.

Das „Schneeballprinzip“

Hat man erst einmal die zentrale aktuelle Basisliteratur erfasst, lässt sich diese mittels des sogenannten „Schneeballprinzips“ leicht ergänzen.

Man sichtet und überprüft die Literaturangaben der einzelnen Werke und erhält auf diese Weise weitere bibliografische Hinweise. Dabei erspart das Internet Studentinnen und Studenten mittlerweile Einiges an Sucharbeit, vor allem viele Gänge zu Bibliotheken und teils erfolgreiches, teils vergebliches Kramen in Zettelkästen sowie das Ausfüllen umständlicher Bestellzettel, wovon frühere Generationen noch ein Lied des Leidens singen konnten. Man kann heute im Netz Rezensionen einsehen, wichtige Bücher per Mausklick bestellen und zum Teil als E-Book lesen. Auch der Bestand der meisten Bibliotheken ist online erfasst und damit Recherchen vom eigenen PC aus zugänglich.

Etwas anders sieht es aus, wenn man sich mit einer Theorie, einem Roman oder Ereignis aus zurückliegenden Jahrhunderten beschäftigen will und z. B. „Die Psychologie Alfred Adlers" oder „Das politische Programm der englischen Suffragetten" Thema der Bachelorarbeit ist. In diesem Fall muss ältere Literatur aufgearbeitet werden, die online kaum zugänglich ist. Hier kann das **„Zentrale Verzeichnis Antiquarischer Bücher (ZVAB)"** weiterhelfen, welches über einen umfangreichen Bestand verfügt und einzelne Werke teilweise zu niedrigen Preisen verkauft. Außerdem wird man sich viel in Bibliotheken aufhalten müssen, um alte Zeitschriftenbände einzusehen, die ebenfalls nicht alle virtuell verfügbar sind.

Lesen und Exzerpieren

SQ3R-Methode und Markierungsprinzip

Die Fülle an Literatur, mit der man sich im Rahmen einer Abschlussarbeit befassen muss, bearbeitet man am ökonomischsten mithilfe der in Kap. 7 vorgestellten SQ3R-Methode.

Keine langatmigen Zusammenfassungen
Exzerpte zu einem Text anfertigen heißt, alles für die eigene Fragestellung Wichtige zu extrahieren. Exzerpt oder Exzerpieren kommt von Lateinisch „excerpere" = auslesen, herausnehmen. Exzerpte enthalten zum Teil wörtliche Passagen, aber auch kritische Kommentare oder eigene innovative Gedanken.

Begehe bitte nicht den Fehler, aufgeschwellte Inhaltsangaben der gelesenen Texte zu verfassen, um sie später in den PC einzugeben. Damit betreibt man einen völlig unnötigen und unsinnigen Arbeitsaufwand. Du bekommst keine Noten für Schönschrift und auch nicht für Fleiß, sondern am Ende werden nur Aufbau und Inhalt deiner Bachelorarbeit beurteilt.

Literaturbeiträge, die bedeutsam erscheinen, sind sofort in den PC einzugeben nebst persönlichen Einfällen und eigenen, kritischen Anmerkungen. Später kann man die Beiträge weiterbearbeiten, versetzen oder in bestimmten Fällen auch wieder löschen.

Gliederung erstellen

So bald wie möglich solltest du eine erste grobe Gliederung des Werks erstellen. Das ist wichtig, weil das Inhaltsverzeichnis quasi als Kompass fungiert, der dich durch die Arbeit führt und an dem du dich bis zur Abgabe orientierst.

In vielen Fachbereichen sind Absolventinnen und Absolventen verpflichtet, die Gliederung der Bachelorarbeit erst der/dem Betreuer(in) vorzulegen und „absegnen“ zu lassen, bevor sie mit dem Schreiben beginnen und die Arbeit anmelden können. Sollte diese sinnvolle Vorgabe in deinem Studiengang nicht obligatorisch sein, rate ich dir, die Gliederung freiwillig mit dem verantwortlichen Dozenten zu besprechen, um dich davor zu schützen, inhaltlich vielleicht eine völlig falsche Fährte zu verfolgen.

Ungefähre Seitenzahl festlegen
Da die Seitenzahl bei einer Bachelor- oder Masterthesis vorgegeben ist, sollte hinter die einzelnen Gliederungspunkte von Anfang an die ungefähre Seitenzahl eingetragen werden. Die Ausführungen zu Groß- und Unterpunkten müssen vom Umfang her in etwa vergleichbar sein. Dies ist eine protektive Maßnahme, um sich beim Schreiben nicht zu „verzetteln“, also nicht seitenweise Ausführungen zu einem kleinen Unterpunkt zu produzieren, weil man hierzu vielleicht interessante Literaturbeiträge gefunden hat.

Die erste ist nicht die letzte Gliederung
Eine Gliederung „wächst“ gewöhnlich mit der Thesis. Auf die ersten, nur notdürftig formulierten Kapitelüberschriften folgen schließlich Unterpunkte erster, zweiter oder gar dritter Ordnung. Die Wortwahl wird verfeinert, zumindest einige Unterpunkte werden umgestellt, einzelne ergänzt oder auch eliminiert, bis sich am Ende ein differenziertes Inhaltsverzeichnis herauskristallisiert hat.

Wenn es einem schwerfällt, Ideen zu einzelnen Gliederungspunkten zu entwickeln, ist es sinnvoll, das Gespräch mit den betreuenden Hochschuldozent*innen zu suchen oder die in Kap. 14 vorgestellten Schreibübungen einzusetzen.

Das Bauherrenprinzip: Vom Groben zum Feinen

Bei der Abfassung der Arbeit sollte man nach dem „Bauherrenprinzip“ vorgehen. Wie wird ein Haus gebaut? Es muss ein Grundstück vorhanden sein und eine Baugenehmigung eingeholt werden. Die Baugenehmigung kann man mit der Annahme bzw. Absprache des Themas und der Meldung beim Prüfungsamt vergleichen.

Will man Eigenheimbesitzer werden, ist ein Architekt unverzichtbar, der den Hausbau in allen Einzelheiten plant. Der Architekt erfüllt beim Hausbau eine ähnliche Aufgabe wie die Gliederung bei der Bachelorarbeit. Beide geben vor, wie das Endprodukt beschaffen sein soll.

Und dann geht es ans Werk. Es wird ausgeschachtet und gemauert, die Dachbalken werden angebracht, und schließlich steht das Richtfest an. Mit der Innenausstattung beschäftigt man sich erst, wenn das Haus schon verputzt und das Dach gedeckt wurde. Ganz zum Schluss, manchmal erst nach dem Einzug, gestaltet man die Fenster, hängt beispielsweise Gardinen auf und bringt Blumenschmuck an.

Viele Studis machen aber den Fehler, beim Abfassen schriftlicher Arbeiten zuerst das Blumenfenster dekorieren zu wollen. Sie sind bestrebt, sogleich korrekt formulierte Sätze zu Papier zu bringen und feilen so lange an jeder Aussage, bis sie ihnen einigermaßen perfekt erscheint. Einige verbringen Tage damit, um einzelne Seiten auszuarbeiten. Mit dieser Strategie geht es natürlich nur im Schneckentempo voran, was dann Frustration erzeugt, mit Gefühlen eigener Unzulänglichkeit einhergeht und die Motivation minimiert. Um es klipp und klar zu sagen: Diese Vorgehensweise ist hochgradig unsinnig.

Die immer noch in vielen Köpfen schwirrende Überzeugung, Schreiben bestehe darin, zunächst im Kopf klare Gedanken zu entwickeln und diese anschließend zu Papier zu bringen, ist schon lange widerlegt.

Das Vorgehen im Einzelnen

Nehmen wir an, du hast ein Kapitel deiner Arbeit bereits mit Unterpunkten versehen und Ideen entwickelt, wie du die Seiten inhaltlich füllen möchtest. Dieses Stadium ist ideal, um sich vor den Computer zu setzen und direkt in den Schreibprozess einzutreten.

Die einzelnen Bearbeitungsschritte

1. Schritt

Alle Fakten und Ideen werden in den PC eingegeben, ohne auf Folgerichtigkeit, Grammatik, Formulierungen, Rechtschreibung und Zeichensetzung zu achten.

2. Schritt

Die Ausführungen werden auf inhaltliche Korrektheit und Vollständigkeit überprüft und in eine logische Reihenfolge gebracht.

3. Schritt

Der Text wird in grammatikalisch korrektes Deutsch transponiert, wobei oft auffällt, dass manche Passagen auch inhaltlich noch überarbeitet werden müssen.

4. Schritt

In einer weiteren Überarbeitungssequenz erfahren Rechtschreibung und Zeichensetzung eine Korrektur.

5. Schritt

Die Ausführungen werden, sofern noch nicht geschehen, im Wissenschaftsstil formuliert.

6. Schritt
Die gesamte Arbeit ist auf Verständlichkeit, Logik, korrektes Deutsch etc. noch einmal von einem selbst und anderen Korrektur zu lesen.

Feinarbeit
Die einzelnen Arbeitsschritte müssen nicht Kapitel für Kapitel in der angegebenen Reihenfolge durchgeführt werden. Viel sinnvoller ist es, zwischen einzelnen Arbeitsschritten und Kapiteln zu „springen“. Das beugt Monotonie und Langeweile vor und ermöglicht es, gedankliche Kreativbrücken zu schlagen.

Damit ein Kapitel als abgeschlossen gelten kann, bedarf es zahlreicher Überarbeitungen, zumindest sofern man am Ende eine wirklich ausgereifte, qualitativ anspruchsvolle Thesis abgeben möchte. Spätestens für die Feinarbeit ist auch ein gewisses Maß an Perfektionismus (besser mehr als weniger) erforderlich. Meine Doktormutter hat immer die Zahl 7 genannt, wenn sie gefragt wurde, wie viele Überarbeitungen es brauche, um eine schriftliche Arbeit abzuschließen.

Selbst wenn man das bestimmte Gefühl hat, an einem Kapitel sei wirklich nichts mehr zu verändern, kann es doch sein, dass es noch einmal überarbeitet werden muss, etwa weil man einen aktuellen Aufsatz, der gerade erst erschienen ist, noch einfügen möchte. Die endgültige Fassung der Thesis steht daher erst kurz vor dem Abgabetermin fest.

Impulsfrage

Inwieweit macht dir das Schreiben Angst?

____

Solltest du ein „Schreibmuffel“ sein, rate ich dir, direkt im Anschluss an dieses Kapitel das Kap. 14 „Schreibblockaden waren gestern!“ zu lesen!

Die Arbeit ist mittlerweile fast abgeschlossen, alle Kapitel sind geschrieben und die Literaturangaben und vielleicht Fußnoten zu mindestens 90 % eingegeben. Nun folgen die wirklich letzten Bearbeitungsschritte.

Der rote Faden

Jetzt ist das Werk ca. 2-mal vom Anfang bis zum Ende durchzulesen. Nur indem man den Text fortlaufend liest, kann man feststellen, ob der rote Faden augenscheinlich vorhanden ist, die Kapitel tatsächlich sinnvoll aufeinander aufbauen und die Argumentation nachvollziehbar erscheint. Während dieses Lesevorgangs stößt fast jeder auf einige, bisher übersehene Ungereimtheiten. So ist es üblich, dass sich in einer umfangreichen Arbeit Redundanzen finden, dass man feststellt, die eine oder andere Passage passt besser in ein anderes Kapitel oder dass diverse Formulierungen noch etwas „holprig“ klingen und daher noch einmal überdacht werden sollten.

In einem weiteren Durchgang überprüft man die Thesis auf Grammatik, Rechtschreibung und Zeichensetzung. Außerdem müssen ggf. noch fehlende Angaben, z. B. Grafiken, Fußnoten, Seitenangaben, ergänzt werden.

Vier bis sechs Augen sehen mehr

Wenn man sich über mehrere Wochen hinweg mit einem Thema beschäftigt, wird man leicht „betriebsblind“. Daher ist es sinnvoll, die Arbeit von weiteren 1–2 Personen Korrektur lesen zu lassen. Die erste Person sollte „vom

Fach“ und ein wenig mit der Fragestellung der Abschlussarbeit vertraut sein, um sachliche Fehler feststellen zu können, z. B. Brüche in der Argumentation sowie sonstige Unstimmigkeiten oder Verstöße gegen die Postulate der Wissenschaftlichkeit.

Die 2. Person muss nicht Experte(in) sein, aber die deutsche Sprache beherrschen und die Seiten hinsichtlich Grammatik, Rechtschreibung und Zeichensetzung Korrektur lesen können.

Ausdruck, Bindung, Abgabe

Für diese letzten Aktivitäten solltest du mindestens 2 Tage einplanen. Zwar besorgen Copy-Shops das Binden und ggf. Ausdrucken der Seiten über Nacht bzw. innerhalb weniger Stunden bis hin zu Minuten, aber das Zeitbudget sollte dennoch recht großzügig sein, denn auf dieser letzten Etappe der Abschlussarbeit ist Einigen schon so Einiges passiert.

Der PC gibt urplötzlich den Geist auf, der Kater entdeckt sein Interesse für Informatik und verschleppt den Stick, der seitdem unauffindbar ist, der sorgfältig ausgewählte Copyshop hat just an dem Tag, an dem man die Arbeit binden lassen will, wegen einer Sturzgeburt der Inhaberin geschlossen usw.

Und danach?

Häufig klagen Absolvent*innen darüber, dass ihre Abschlussarbeiten niemandem nützen, sondern irgendwo verstauben und höchstens von ihrem Betreuer/ihrer Betreuerin gründlich gelesen werden.

So global stimmt das aber nicht. Wenn man in Zusammenhang mit einem Unternehmen eine empirische Arbeit verfasst, interessiert sich der Auftraggeber sehr für die Ergebnisse.

Es ist auch möglich seine Arbeit ins Netz zu stellen und regulär zu veröffentlichen. So hat sich der Grin-Verlag (https://www.grin.com/de/) auf die kostenfreie Publikation von Haus- und Abschlussarbeiten spezialisiert.

Außerdem: Auch wenn deine Arbeit überhaupt nicht beachtet werden sollte, so hast du sie doch geschrieben und damit eine Leistung vollbracht, auf die du stolz sein kannst! Also feiere dich!!!

Merke!

- **Für die Abfassung einer Abschlussarbeit sollte ein Arbeitsplan erstellt werden, ähnlich wie für Prüfungen ein Lernplan!**
- **Denken und Schreiben sind keine getrennten, sondern ineinander verzahnte Vorgänge!**
- **Bei der Abfassung der Arbeit solltest du das „Bauherrenprinzip" beachten!**

Teil III

Lass Studienprobleme hinter dir!

11

Kein Motivationsloch mehr!

Inhaltsverzeichnis

Was ist Motivation? 144
Extrinsische und intrinsische Motivation 145
Erziehung und familiäre Einflüsse 145
Attributionsmerkmale und Anforderungspräferenz 146
Flow-Erlebnis 147
Typische Motivationskiller 148
  Die Sache mit den Lebenshüten 148
  Falsches Fach, falsche Uni, falscher Ort usw. 149
  Misserfolge 150
  Mangelnde Anstrengungsbereitschaft und Unfähigkeit zum Belohnungsaufschub 150
Gegenmittel oder der Knoblauch gegen den Vampir 152
  Lebenshüte auf- und umsetzen 152
  Realistische Selbsteinschätzung 153
  Effiziente Lern- und Prüfungsstrategien aneignen 154
  Engagement und Selbstverpflichtung 154

G. Bensberg, *Survivalguide Studium*,
https://doi.org/10.1007/978-3-662-63895-8_11

Worum geht es?

Motivationsdefizite sind eine wesentliche Ursache für Misserfolge im Studium. In Kap. 11 erfährst du, welche Motivationsformen es gibt, was typische Motivationskiller sind und wie du deine Studienmotivation steigern kannst, indem du Lebenshüte umsetzt, für Zielklarheit sorgst, eine realistische Selbsteinschätzung vornimmst usw.

Was ist Motivation?

Das Substantiv Motivation ist abgeleitet von lat. „movere" = „bewegen" bzw. „motus" = „Bewegung" und gleichbedeutend mit einer allgemeinen Bereitschaft, Verhalten zu zeigen.

Die Psychologie unterscheidet als zentrale menschliche Motive das Macht-, das Anschluss- und das Leistungsmotiv.

Das Machtmotiv meint das Streben nach Einfluss und Kontrolle hinsichtlich des Verhaltens anderer. Das Anschlussmotiv thematisiert den Wunsch, mit Menschen in Kontakt zu treten und sich in Gruppen zu integrieren. Das Leistungsmotiv wird in Situationen aktiviert, in denen ein Gütemaßstab vorliegt, der es ermöglicht, die Leistungen von Personen untereinander oder anhand eines vorher definierten Kriteriums zu vergleichen. Die Ausprägung dieser Motive und ihr Verhältnis zueinander sind für die Studien- und Berufswahl relevant und können mit spezifischen Tests erfasst werden.

In diesem Kapitel wird vor allem die Leistungsmotivation behandelt, da diese zentral für den Studienerfolg ist.

Extrinsische und intrinsische Motivation

Innerhalb der Motivationsforschung unterscheidet man zwischen extrinsischer und intrinsischer Motivation. Lateinisch „ex“ ist zu übersetzen mit „aus“, „außerhalb“, „in“ hingegen bedeutet „innen“, „innerhalb“.

Studentinnen und Studenten, die extrinsisch motiviert sind, strengen sich aufgrund der erwarteten angenehmen Konsequenzen an, also für das Lob des Dozenten/der Dozentin oder für eine finanzielle Zuwendung seitens der Eltern. Ist jemand intrinsisch motiviert, ist es die Tätigkeit selbst, die ihn fasziniert. Ein Beispiel hierfür wäre der Student, der sich über das übliche Pensum hinweg freiwillig in Probleme der Mathematik vertieft, weil ihn das entsprechende Gebiet fasziniert. Bei der intrinsischen Motivation stellt „Neugier“ eine wichtige Einflussvariable dar und meint Freude am Entdecken, „Tüfteln“, Forschen.

In der Realität liegen oft Mischformen zwischen extrinsischer und intrinsischer Motivation vor, die sich beide in positiver Weise ergänzen können.

Erziehung und familiäre Einflüsse

Die Weichen für eine hohe Leistungsmotivation, die sich in Längsschnittstudien als ein stabiles Persönlichkeitsmerkmal erwiesen hat, werden meist schon in der Kindheit gestellt. Hier spielen das Lernen am Modell und der Prozess der Identifikation mit den Eltern eine entscheidende Rolle. Leistungsorientierte Eltern haben meist auch leistungsorientierte Kinder.

Der Einfluss der Eltern ist umso intensiver, wenn diese a) erfolgreich sind und sich b) liebevoll und zuwendend gegenüber ihren Kindern verhalten. Insgesamt scheint ein unterstützender, aber zugleich Grenzen setzender und fordernder Erziehungsstil der Entwicklung einer hohen Leistungsmotivation besonders förderlich zu sein.

Spätestens mit Beginn der Schulzeit wirkt sich neben dem elterlichen Vorbild natürlich auch der Einfluss von Peers entweder unterstützend oder nachteilig aus.

Attributionsmerkmale und Anforderungspräferenz

Ein weiterer Erklärungsansatz für hohe oder niedrige Leistungsmotivation hängt mit unterschiedlichen Ursachenzuschreibungen zusammen. So hat man herausgefunden, dass sich die Attributionen, d. h. die subjektiven Erklärungen für Erfolg oder Misserfolg von Erfolgs- und Misserfolgsmotivierten deutlich unterscheiden.

Attributionen von Erfolgsmotivierten

- Erfolgsmotivierte attribuieren Erfolge internal und stabil!
- Erfolgsmotivierte attribuieren Misserfolge external und variabel!

Erfolge werden von Erfolgsmotivierten mit individuellen, überdauernden Faktoren wie „Intelligenz" und „Begabung", Misserfolge hingegen als von außen kommend und veränderbar, etwa mit „unfairer Aufgabenstellung" oder „mangelnder Vorbereitung", erklärt. Dieses Attributionsmuster stellt sich bei Misserfolgsorientierten genau entgegengesetzt dar:

Attributionen von Misserfolgsmotivierten

- Misserfolgsmotivierte attribuieren Erfolge external und variabel!
- Misserfolgsmotivierte attribuieren Misserfolge internal und stabil!

Bei Erfolgen rekurrieren Misserfolgsmotivierte etwa auf „geringe Aufgabenschwierigkeit", „Zufall" oder „Glück", bei Misserfolgen wird hingegen vor allem mit Hinweisen auf „fehlende Befähigung" argumentiert.

Hoch leistungsmotivierte Menschen erwarten häufiger, Erfolg zu haben als Misserfolgsorientierte! Erfolgsorientierte suchen sich daher Aufgaben von mittlerem Schwierigkeitsgrad, bei denen die Wahrscheinlichkeit, erfolgreich zu sein, hoch ist. Misserfolgsorientierte entscheiden sich eher für Aufgaben, die entweder eine Unter- oder Überforderung bedeuten.

Dieses Wahlverhalten zieht weitreichende Konsequenzen nach sich. Erfolgsorientierte ebnen sich durch ihre Entscheidungen selbst den Weg zu weiteren Erfolgen, die erstens zur Erhöhung des Selbstwertgefühls beitragen und zweitens als Motivatoren wirken, sich neuen und noch anspruchsvolleren Aufgaben zuzuwenden.

Flow-Erlebnis

Nicht nur Kognitionen und Attributionen stehen in Zusammenhang mit einer ausgeprägten Leistungsmotivation, sondern ebenso Gefühle, vor allem positive. Auf diesem Hintergrund wurde zunächst bei Sportler*innen das Flow-Erleben im Zusammenhang mit der Bewältigung von Anforderungen erforscht. In dem Begriff „Flow" steckt das gleichlautende englische Verb „fließen, strömen", inhaltlich ist die völlige Identifikation mit einer Aufgabe, das Versinken in einer Art „Tätigkeitsrausch" gemeint. Voraussetzung für das Flow-Erleben ist, dass sich das Anforderungsniveau zwischen den Bereichen Langeweile und Überforderung bewegt.

Wesentliche Merkmale einer Flow-Erfahrung

- Die Tätigkeit ist eindeutig zielgerichtet.
- Die Konzentration erfolgt sozusagen automatisch, alle sonstigen Gedanken sind ausgeblendet.
- Die Anforderungen sind den eigenen Fähigkeiten in optimaler Weise angepasst und kontrollierbar.
- Ein Arbeitsschritt folgt mühelos aus dem anderen.
- Zeit und Raum spielen keine Rolle mehr.
- Person und Tätigkeit verschmelzen.

Typische Motivationskiller

Neben ungünstigen Startbedingungen, wenig hilfreichen Gedanken und Attributionen, die sich hemmend auf die Leistungsmotivation auswirken, gibt es weitere Faktoren, die Bremsklötze auf dem Weg zum Studienerfolg sein können.

Die Sache mit den Lebenshüten

Mit Lebenshüten sind soziale Rollen gemeint, die Menschen innehaben. Jeder von uns trägt in unterschiedlichen Situationen unterschiedliche Lebenshüte. Du bist beispielsweise Student(in), zugleich aber Sohn/Tochter, Freund(in), Enkel(in) und wenn du Geschwister oder ein Haustier besitzt, zusätzlich Bruder/Schwester und Herrchen/Frauchen.

Übst du Hobbys aus und gehst bestimmten Freizeitinteressen nach, setzt du vielleicht ab und an noch den Volleyball- oder den Tanzmariechen-Hut auf.

Wir alle stapeln mehrere unsichtbare Lebenshüte in unseren Kleiderschränken. Das beginnt im Kindergarten und endet erst mit dem Tod. Wie man die einzelnen Hüte gewichtet, welches Ausmaß an Zeit und Kraft man in eine Rolle investiert, entscheidet mit über den Erfolg in Schule und Studium. Wer privaten Lebenshüten zu viel Bedeutung beimisst, wird kaum ein überdurchschnittlich erfolgreicher Student sein.

Falsches Fach, falsche Uni, falscher Ort usw.

Motivationsprobleme können auch damit zusammenhängen, dass man ganz einfach das falsche Fach studiert. Die Gründe hierfür sind vielfältig. Man wusste nach dem Abi vielleicht nicht, was man studieren sollte und hat sich dann für einen von Eltern, Freunden oder offiziellen Stellen empfohlenen Studiengang entschieden. Vielleicht hat man aber auch die Studienentscheidung bewusst getroffen, jedoch falsche und vor Studienbeginn nicht überprüfte Vorstellungen von den Inhalten des Faches/der Fächer gehabt. In diesem Fall stimmt zwar der Studiengang mit der Interessenrichtung überein, die einzelnen Lehrinhalte und fachlichen Anforderungen weichen jedoch ab.

Beispiel: Was das Psychologiestudium nicht ist …

Der Studiengang Psychologie hat nichts mit einer Ausbildung zum Psychotherapeuten zu tun. In den ersten Semestern werden psychologisches Basiswissen und Methodenkenntnisse vermittelt. Daher sind vor allem mathematische Fähigkeiten, Informatik-Knowhow und gute Englischkenntnisse wichtige Studienvoraussetzungen.

Misserfolge

Misserfolge, die sich in Studium, Beruf oder anderen Lebenskontexten einstellen, können Stimmungstiefs bis hin zu depressiven Symptomen auslösen.

Besonders destruktiv wirken Misserfolge, wenn die Aufgabe hoch gewichtet wurde, man einen beträchtlichen Arbeitseinsatz geleistet hat und der Erfolg dennoch ausgeblieben ist.

Auch Misserfolge, die mit eingeschränkter persönlicher Kontrolle einhergehen, wirken ausgesprochen demotivierend. Bei Studierenden kommen solche Misserfolge u. a. zustande, wenn die Lerninhalte während der Vorlesungszeit und die Anforderungen in der Prüfung auseinanderklaffen, d. h. trotz hoher Motivation und Anstrengungsbereitschaft der Erfolg oder Misserfolg eher einem Vabanquespiel ähnelt.

Mangelnde Anstrengungsbereitschaft und Unfähigkeit zum Belohnungsaufschub

Wichtiger noch als Intelligenz und spezifische Begabungen und auch bedeutsamer als die kulturelle Mitgift eines Menschen ist für den Studien- und Berufserfolg das Ausmaß der Fähigkeit zum Belohnungsaufschub („delay of gratification").

Diese Kompetenz meint, eine sofort erhältliche, weniger wertvolle Gratifikation (Objekt oder Tätigkeit) zugunsten einer später erhältlichen, wertvolleren Gratifikation (Objekt oder Tätigkeit) zurückweisen zu können. Dieses

Persönlichkeitsmerkmal ist schon bei Kindern im Vorschulalter sehr unterschiedlich ausgeprägt und hängt eng mit der Fähigkeit zusammen, die eigenen Impulse kontrollieren zu können.

Die Befähigung zum Belohnungsaufschub korrespondiert positiv mit Selbstdisziplin und erlaubt treffsichere Voraussagen über den Studien- und Lebenserfolg.

Auf Studentinnen und Studenten bezogen, ist damit gemeint, das Handy auszuschalten, wenn man für eine Klausur lernen soll, den Schwatz in der Wohnheimküche abzukürzen, weil man eine Lehrveranstaltung vorbereiten muss.

Viele Lehrer*innen beklagen, dass die Fähigkeit zum Belohnungsaufschub sowie die Bereitschaft, sich anzustrengen bei Kindern zunehmend fehlen. Ursache ist oft ein allzu verwöhnender Erziehungsstil. Kinder, denen jeder Wunsch erfüllt wird, und das auf der Stelle und ohne jedwede Gegenleistung, haben schlechte Chancen, den „delay of gratification" zu erlernen und die Kompetenz zu entwickeln, für die Realisierung wichtiger Ziele zu kämpfen.

Impulsfrage

Falls du Motivationsprobleme hast: Was sind die Ursachen?

____

____

____

Gegenmittel oder der Knoblauch gegen den Vampir

Knoblauch hilft gegen Vampire, und kluge Psycholog*innen haben Kluges ersonnen, um bei Problemen rund um das Thema Motivation positive Veränderungen bis hin zu wahren Quantensprüngen zu bewirken. So manch lustloser Studi hat sich schon mithilfe geeigneter Interventionen in einen hochmotivierten Studi verwandelt. Das kannst du auch!

Lebenshüte auf- und umsetzen

Die erste Strategie besteht in der Überprüfung der Lebenshüte, denn Motivationsprobleme im Studium resultieren oft aus einer inadäquaten Prioritätensetzung.

Aufgabe

Falte aus Papier mehrere Bischofsmützen und notiere darauf deine Lebensrollen, also zum Beispiel Student/Studentin, Freund/Freundin, Sohn/Tochter, Enkel/Enkelin, Hiwi usw. Für jede Rolle faltest du einen Hut. Dann setzt du die Hüte nacheinander auf und überlegst, was diese Rolle bedeutet, wie wichtig sie dir ist, wie glücklich oder unglücklich sie dich macht und ob es sich dabei um eine zukunftsbezogene Investition handelt. Als nächstes erstellst du eine persönliche Rangreihe deiner Lebenshüte und notierst hinter jedem Hut, wie viel Zeit dieser Bereich in einer einigermaßen typischen Woche einnimmt.

Beim Überdenken deiner Rangreihe und der Portionierung des Zeitbudgets solltest du dich fragen, ob die aktuelle Einteilung deinem Studium förderlich ist oder ob eine Verlagerung der Schwerpunkte ratsam wäre.

Wenn du zu dem Schluss kommst, dass der Lebenshut „Studium“ bei dir zu wenig Raum einnimmt, solltest du sofort eine Veränderung einleiten und andere Lebensbereiche zeitlich beschneiden.

Realistische Selbsteinschätzung

Motivationsproblemen, die aus einer mangelnden Passung von Person und Umwelt resultieren, kann man eine realistische Selbsteinschätzung entgegensetzen. Am Ende des Weges steht dann vielleicht die Einsicht, dass man mit gerade einmal 7 Punkten im Mathe-Abi auf Grundkursniveau wahrscheinlich nicht der große BWLer wird oder dass eine Duale Hochschule vielleicht die bessere Alternative zum Universitätsstudium darstellt.

Überforderung im Studium kann auch entstehen, weil das Grundlagenwissen der Schule, das die Hochschulen voraussetzen, mittlerweile vergessen wurde, da man vielleicht erst mehrere Jahre nach dem Abitur die Zulassung zum Studium erhalten hat oder die Schulbildung aufgrund der Coronapandemie viele Lücken hat.

In diesem Fall ist es sinnvoll, sich um Nachhilfe zu bemühen, und zwar entweder individuell oder in Kursform. Entsprechende Gruppenveranstaltungen werden zum Teil von externen Anbietern durchgeführt.

Um die eigenen Begabungen und die persönliche Studieneignung realistisch einzuschätzen, kann man an Testungen teilnehmen, die das Arbeitsamt aber auch private Institute mit anschließender Beratung anbieten. Je nach dem Ergebnis der Selbstprüfung ist unter Umständen eine lebensverändernde Entscheidung notwendig, zum

Beispiel eine Studienfachänderung, der Übergang von einer Universität an die Fachhochschule, ein Wechsel der Studienregion und damit der Hochschule usw.

Effiziente Lern- und Prüfungsstrategien aneignen

Misserfolge, die weder durch mangelnde Motivation oder Überforderung zu erklären sind, beruhen meist auf falschen Lern- und Prüfungsstrategien. Wenn man Grund hat zu der Annahme, man lerne nicht wirklich effizient oder sich sehr unsicher ist, welches die besten Strategien sind, sollte man zunächst das eigene Lernverhalten einer Überprüfung unterziehen. Das lässt sich zum Beispiel anhand der entsprechenden Ratgeberliteratur praktizieren. Da du ja gerade dieses Buch in Händen hältst, genießt du das unschätzbare Privileg, sozusagen an der Quelle zu sitzen. Wow!

Ergänzend können geeignete Lernkurse besucht werden, die von den Hochschulen und den Beratungsstellen der Studierendenwerke vor allem zu Semesterbeginn angeboten werden. Die psychologischen Beratungsstellen für Studierende bieten außerdem Lernberatungen im Einzelsetting an.

Beachte! Studierende, die einen Einserschnitt haben, sind keinesfalls immer hyperintelligent. Sie sind oft „nur" hypermotiviert sowie sehr diszipliniert.

Engagement und Selbstverpflichtung

Mangelnde Anstrengungsbereitschaft und die Jagd nach kurzfristiger Befriedigung ohne Beachtung von Langzeitfolgen sind Verhaltensweisen, die sich nur unter großen

Schwierigkeiten verändern lassen, da diese Einstellungen oft tief verwurzelt sind und eine lange Vorgeschichte haben. Außerdem neigen Menschen leider generell dazu, kurzfristigen vor langfristigen Belohnungen den Vorzug zu geben. Man kann daher nur allgemeine Wege aufzeigen, wie sich ein Wandlungsprozess in Gang setzen lässt.

Unlust zu vermeiden und es immer möglichst bequem haben zu wollen, sind keine Ziele, die in irgendeiner Weise tragen oder Glücksgefühle auslösen. Ein gewisses Maß an Leiden und Kraftanstrengung gehört zum Leben dazu. Es ist beispielsweise nicht möglich zu verhindern, jemals zu erkranken oder mit Verlusten und Misserfolgen konfrontiert zu werden.

Über den Sinn des Lebens

„Der Mensch ist nicht nur ein reagierendes und ein abreagierendes Wesen, sondern ein sich selbst transzendierendes Wesen. Und menschliches Dasein weist immer über sich selbst hinaus, weist immer auf etwas, das nicht wieder es selbst ist – auf etwas oder auf jemanden, auf einen Sinn oder auf mitmenschliches Sein. Erst im Dienst an einer Sache oder in der Liebe zu seinem Partner wird der Mensch ganz Mensch und ganz er selbst. Es ist wie mit dem Auge, das seiner Funktion, die Welt zu sehen, nur in dem Maße nachkommen kann, in dem es nicht sich selbst sieht.“

(Viktor E. Fankl: Die Sinnfrage in der Psychotherapie. 4. Aufl. München 1992: Piper & Co, S. 38).

Ein relativ neuer Ansatz in der Psychologie nennt sich „ACT“ („Acceptance and Commitment Therapy“). Das Modell verbindet verhaltenstherapeutische Strategien mit buddhistischer Philosophie, und seine Wirkung wurde bereits in mehreren empirischen Studien nachgewiesen.

„Acceptance“ bedeutet anzuerkennen, dass menschliches Dasein immer auch Frustrationen mit sich bringt, und man stets Kompromisse schließen muss. So gibt es für kaum jemanden den Traumjob, in dem alles hundertprozentig nur toll ist und auch nicht das perfekte Studium, in dem jede Lehrveranstaltung Spaß macht.

Als „Gegengift“ zu Bequemlichkeit und mangelndem Engagement wird „Commitment“, das heißt freiwillige Selbstverpflichtung in Form von konkreten Handlungen empfohlen.

Du kannst dich zum Beispiel ganz unabhängig von deinem Studium fragen, für wen oder was du dich einsetzen möchtest, welche Initiativen dich persönlich ansprechen. Diese Art Brainstorming kann zur Mitwirkung bei einer „Tafel“ führen, zur Beteiligung an Petitionen, zu Spaziergängen mit einem Tierheimhund oder zur Kandidatur bei den nächsten Fachschaftswahlen. Die mit diesem Engagement verbundene Sinnstiftung wirkt sich meist auch motivationssteigernd auf das Studium aus und verschafft außerdem Bonuspunkte bei späteren Bewerbungen.

Aufgabe für Silvester

Ziehe dich für eine Stunde zurück und überlege, was du dir für die kommenden 12 Monate an sinnvollen Zielen vornehmen kannst. Mindestens 3 sollten es insgesamt sein. Notiere sie auf einem Blatt, das du in einem Gefrierbeutel in das Tiefkühlfach des Kühlschranks legst. Am Ende des Jahres nimmst du es wieder heraus, schaust nach, welche Vorhaben von dir realisiert wurden und erstellst ein neues Blatt mit neuen Zielen, das wieder in den Kühlschrank kommt. Jahresziele verleihen dem Leben Struktur und Sinn.

Wenn du so wie ich ein Tagebuch führst, hast du es einfacher. Du trägst zu Beginn eines Jahres deine Ziele ein und überprüfst an Silvester, ob du sie erreicht hast.

Merke!

- **In der Motivationsforschung wird zwischen extrinsischer und intrinsischer Motivation differenziert!**
- **Erfolgs- und Misserfolgsorientierte unterscheiden sich deutlich hinsichtlich ihrer Attributionen!**
- **Für eine hohe Motivation sind nicht nur kognitive, sondern auch affektive Faktoren ausschlaggebend!**
- **Die Fähigkeit zum Belohnungsaufschub ist eine wichtigere Voraussetzung für Studien- und Lebenserfolg als Intelligenz!**
- **An Lernerfolgen ist das Selbstkonzept des Einzelnen wesentlich beteiligt!**
- **Akzeptanz und Selbstverpflichtung sind wichtige Voraussetzungen für Studien- und Lebenserfolg!**

12

Konzentrationsprobleme? Nein danke!

Inhaltsverzeichnis

Konzentration und Konzentrationsprobleme 160
Ursachen und Behebung von Konzentrationsproblemen . . 161
ADHS-E und Fehlfunktion der Schilddrüse 161
Drogenmissbrauch 162
Stress, Schlafmangel und falsche Ernährung 162
Äußere und innere Ablenkung 163
Private Probleme und Verständnisprobleme 164
Interesselosigkeit/Motivationsprobleme 165
Pseudokonzentrationsprobleme 167
Unrealistische Erwartungen 167
Selbstbeobachtung 168
Konzentrationstests 169
Einfache Onlinetests 169
Wissenschaftlich überprüfte Testverfahren 170
Übungen zur Steigerung der Konzentrationsfähigkeit 171

G. Bensberg, *Survivalguide Studium*,
https://doi.org/10.1007/978-3-662-63895-8_12

Wörter zählen 171
Laut lernen 172
Kommentieren, was man tut 172
Das Prinzip der Achtsamkeit 173

Worum geht es?

Kap. 12 bietet Informationen über die Ursachen von Konzentrationsproblemen und deren Behebung. Du lernst, was Pseudokonzentrationsprobleme sind und wie du deine Konzentrationsleistung testen kannst. Außerdem werden dir konkrete Übungen zur Steigerung deiner Konzentrationsfähigkeit vorgestellt.

Konzentration und Konzentrationsprobleme

Viele Studierende klagen über Konzentrationsprobleme, und einige fühlen sich davon so sehr belastet, dass sie eine Beratungsstelle für Studierende aufsuchen.

Das menschliche Konzentrationsvermögen hängt eng mit der allgemeinen geistigen Leistungsfähigkeit zusammen. Sich zu konzentrieren ist gleichbedeutend mit der Bildung eines Aufmerksamkeitsfokus, d. h., man fixiert für einen bestimmten Zeitraum ausgewählte Stimuli, ohne sich anderweitig ablenken zu lassen.

Symptome für eine echte Konzentrationsproblematik sind Vergesslichkeit, leichte Ermüdbarkeit und die Neigung zu zahlreichen Flüchtigkeits- und Leichtsinnsfehlern beispielsweise bei der Bearbeitung schriftlicher Prüfungsfragen.

Ursachen und Behebung von Konzentrationsproblemen

Konzentrationsprobleme können organische oder psychische Ursachen haben bzw. durch äußere Einflussfaktoren verursacht werden.

ADHS-E und Fehlfunktion der Schilddrüse

Hinter der Abkürzung ADHS-E verbirgt sich die „Aufmerksamkeitsdefizit-/Hyperaktivitätsstörung im Erwachsenenalter“. Man versteht darunter eine angeborene Funktionsstörung des Gehirns, bei der genetische Variablen eine wesentliche Rolle spielen. Gestört sind bei ADHS-E mehrere Aufmerksamkeitskomponenten wie die Daueraufmerksamkeit, das Arbeitsgedächtnis, die Fähigkeit, den Aufmerksamkeitsfokus zu wechseln ("set shifting") und die selektiv fokussierende Aufmerksamkeit. Studierenden mit diesem Syndrom fällt es typischerweise schwer, sich während einer Vorlesung auch nur für wenige Minuten auf die Worte des Professors zu konzentrieren und das übrige Geschehen nicht oder kaum zu beachten.

ADHS-E kann – muss aber nicht – auch mit einer Störung der Impulskontrolle einhergehen und wird medikamentös und psychotherapeutisch behandelt.

Funktionsstörungen der Schilddrüse können organische Konzentrationsprobleme auslösen. So äußert sich eine Unterfunktion in leichter Ermüdbarkeit, hohem Schlafbedürfnis und Gedächtnisproblemen, eine Überfunktion hingegen in Nervosität, Einschlaf- und Durchschlafschwierigkeiten sowie beeinträchtigter Aufmerksamkeit.

Fehlfunktionen der Schilddrüse müssen ärztlich diagnostiziert und medikamentös behandelt werden, was die Konzentrationsstörung meist rasch behebt.

Drogenmissbrauch

Dass alle echten Drogen in jedem Fall schädlich sind und nicht nur das Konzentrationsvermögen, sondern die Gesundheit insgesamt negativ beeinflussen, dürfte bekannt sein.

Auch das **Genussmittel Kaffee** kann man in einem weiter gefassten Sinn zu den allerdings eher harmlosen Drogen rechnen. Koffein hat, wie jeder weiß, in geringen Dosen eine anregende Wirkung. Es erhöht die Ausschüttung der Hormone Adrenalin und Noradrenalin, was die Konzentration, die Aktivität und auch das Wohlbefinden steigert. Bei zu hoher Koffeinzufuhr schlägt diese Wirkung jedoch in das Gegenteil um. Man wird nervös, ein unangenehmer Erregungszustand mit Schwitzen und leichtem Zittern der Hände kann sich einstellen, die Aufmerksamkeit und das zielgerichtete Handeln sind beeinträchtigt.

Mehr als ca. 2–3 Tassen Kaffee pro Tag solltest du nicht trinken und den Kaffeegenuss am späten Nachmittag vorsichtshalber ganz einstellen, um Schlafproblemen vorzubeugen. Diese Ratschläge gelten auch für Tee.

Stress, Schlafmangel und falsche Ernährung

Stress und Schlafmangel sind geeignet, die Konzentrationsfähigkeit erheblich einzuschränken. Stress geht oft mit Schlafproblemen einher, die je nach Schwere und Dauer ein ansteigendes Erregungsniveau verursachen, das tagsüber zu Müdigkeit führt und über die verstärkte

Ausschüttung von Stresshormonen das Konzentrationsvermögen negativ beeinflusst.

In Kapitel 13 werden dir Tipps zur Entspannung und zur Schlafhygiene vorgestellt, die helfen, Schlafprobleme zu vermeiden.

Vor allem ein Mangel an Vitamin B und an Mineralstoffen sowie ein Zuviel an Süßigkeiten wirken sich negativ auf Konzentrationsleistungen aus.

In Prüfungszeiten ist es daher sehr wichtig, auf eine gesunde Ernährung mit viel Gemüse und Obst zu achten.

Äußere und innere Ablenkung

Hier ist vor allem an Lärm, Kälte oder Störungen durch Familienmitglieder und/oder Mitbewohnerinnen und Mitbewohner usw. zu denken.

Wenn man von außen kommende Störquellen nicht ausschalten kann, ist es empfehlenswert, den Arbeitsort zu wechseln und zum Beispiel nur noch in der Bibliothek zu lernen.

Inneren Ablenkungen wie dem wiederholten Abirren der Gedanken vom Lernstoff kann mit Gedankenstopp, Grübelstunden und Konzentrationsübungen begegnet werden.

Die Gedankenstoppübung wird seit vielen Jahren erfolgreich in der Verhaltenstherapie eingesetzt. Man kann die Übung aber auch allein durchführen. Wenn deine Gedanken abirren, sagst du, sofern du allein im Zimmer bist, laut „stopp" zu dir selbst und schlägst dabei mit der flachen Hand energisch auf den Tisch. In der Bibliothek lässt sich die Übung abwandeln, indem man sich in der Phantasie vorstellt, ein riesiger Mund schreie einem laut und energisch „stopp" zu.

Beim Gedankenstopp ist zu beachten, dass sich die störenden Gedanken anfänglich vermehrt aufdrängen. Dies ist ein normales Phänomen, dem man mit Geduld und Beharrlichkeit begegnen muss. Das heißt, du solltest die Übung unbeeindruckt fortsetzen, bis die Gedanken immer seltener oder gar nicht mehr auftreten.

Eine weitere Möglichkeit, inneren Ablenkungen die Stirn zu bieten, besteht darin, sogenannte Grübelstunden einzuplanen, d. h. beispielsweise eine Stunde pro Tag zu reservieren, um sich ausschließlich mit den ablenkenden Gedanken zu beschäftigen. Wenn diese während der Lernzeiten abirren, versucht man sich zu disziplinieren, indem man sich daran erinnert, bereits eine bestimmte Zeit für die Beschäftigung mit den Inhalten vorgesehen zu haben.

Private Probleme und Verständnisprobleme

Schwerwiegende private Probleme – etwa Trennung vom Freund/der Freundin, ernsthafte Erkrankungen innerhalb des sozialen Umfelds, Alkoholprobleme eines Elternteils, Scheidung der Eltern oder Gefährdung der Finanzierung des Studiums – sind geeignet, die Konzentrationsfähigkeit nachhaltig zu beeinträchtigen.

Bei schwerwiegenden privaten Problemen, die dich daran hindern, dich auf dein Studium zu konzentrieren, solltest du dich an eine psychologische Beratungsstelle für Studierende wenden.

Zwischen inhaltlichen Problemen einerseits sowie Konzentrationsproblemen andererseits besteht ebenfalls ein Zusammenhang. Konzentrationsprobleme resultieren in diesem Fall aus Verständnisschwierigkeiten, sind also eine sekundäre Begleiterscheinung.

Wenn der Lernstoff Schwierigkeiten bereitet, muss dies bei der Zeitplanung berücksichtigt werden. Für die Aneignung von abstrakten Inhalten, die sich einem nicht leicht erschließen, benötigt man mehr Zeit. Darüber hinaus sollte man sich um weitere Hilfen, z. B. eine studentische Arbeitsgruppe oder individuelle Nachhilfe bemühen.

Interesselosigkeit/Motivationsprobleme

Wenn du der Meinung bist, deine Konzentrationsfähigkeit sei eingeschränkt, solltest du dich zunächst fragen, wie es um dein Interesse für den jeweiligen Lernstoff bestellt ist. Wenn dein Interesse nicht sonderlich groß ist oder gar gegen Null geht und du keine Probleme hast, dich auf ein PC-Spiel oder eine spannende Lektüre zu konzentrieren, liegen mit Sicherheit keine Konzentrationsprobleme oder gar -störungen im eigentlichen Sinn vor. Falls du nur für einzelne Module innerhalb deines Studiengangs kein Interesse hast, ist das nicht dramatisch, sondern geht den meisten Studierenden so. Ich fand z. B. die Pflichtveranstaltung „Statistik" im Studiengang Psychologie „grässlich", auch das Fach Linguistik im Studiengang Germanistik war nicht mein Ding, aber das hat meine Motivation für das jeweilige Studium nicht beeinträchtigt, weil es viele Veranstaltungen gab, die mich persönlich sehr interessierten.

Sofern dich aber viele oder sogar die Mehrzahl der Module nicht interessieren, ist ernsthaft zu überlegen, ob die eingeschlagene Studienrichtung zu dir passt. In diesem Fall wäre eine gezielte Beratung, die vielleicht darauf hinausläuft, die Studienentscheidung noch einmal zu revidieren, der richtige Weg.

Es gibt keine psychologischen Tricks, um sich Lerninhalte, die einen tödlich langweilen, konzentriert anzueignen! Der einzig sinnvolle Rat besteht hier in der Aufforderung: Erkenne dich selbst! Was passt zu dir und was nicht? Und wenn du diesbezüglich mehr Klarheit gewonnen hast: Ändere etwas!

Sofern das Interesse für eine Sache fehlt, ist meist auch die Motivation eingeschränkt, sich mit dem betreffenden Sujet näher zu beschäftigen. Motivation und Konzentration aber sind eng miteinander verbunden. Bei mangelndem Interesse ist es nicht möglich, sich intrinsisch, also aus der inneren Bezogenheit auf die Aufgabe heraus, zu motivieren. Es ist aber möglich, sich extrinsisch zu motivieren, also sonstige positive Begleitumstände und Konsequenzen der Beschäftigung mit dem ungeliebten Gegenstand in das Zentrum der Aufmerksamkeit zu rücken. Man kann sich die spätere Berufstätigkeit vorstellen, die einen bestimmten Studienabschluss voraussetzt, oder sich eventuell damit trösten, dass man ein ungeliebtes Fach abwählen kann, wenn man erst einmal die Prüfung bestanden hat usw. Lies am besten hierzu Kap. 13.

Impulsfrage

Die Motivation für mein Studium ist:

Sehr hoch	☐
Hoch	☐
Mittel	☐
Gering	☐
Sehr gering	☐

Wenn du „gering“ oder „sehr gering“ angekreuzt hast, solltest du dir Gedanken über einen alternativen Studiengang oder eine Ausbildung machen!

Pseudokonzentrationsprobleme

Es gibt auch Fälle, in denen eine mangelnde Konzentrationsfähigkeit beklagt wird, die eigentlich gar nicht existiert, sondern durch unrealistische Erwartungen und eine falsche Lernplanung zustande kommt.

Unrealistische Erwartungen

Es ist gar nicht so selten, dass jemand überzeugt ist, an einer Konzentrationsschwäche zu leiden, obwohl die diagnostische Überprüfung ergibt, dass sich das Konzentrationsvermögen im gut durchschnittlichen Bereich oder sogar darüber bewegt.

In solchen Fällen sind meist überzogene, völlig unrealistische Vorstellungen hinsichtlich der Spannweite der menschlichen Konzentrationsfähigkeit für diese Fehleinschätzung verantwortlich. Unrealistisch ist zum Beispiel die Überzeugung, man müsse sich während einer 90-minütigen Vorlesung in der gesamten Zeit, ohne auch nur einmal abzuschweifen, auf die Ausführungen der/des Vortragenden konzentrieren können. Dieser Glaube versetzt hier keine Berge, sondern sorgt nur für Frustration und Zweifel an der eigenen Leistungsfähigkeit.

Clevere Psycholog*innen haben in vielen Experimenten festgestellt, dass jeder Mensch, auch wenn er sehr konzentriert arbeitet, bei der Erledigung seiner Aufgaben automatisch, meist ohne es zu bemerken, mehrere „Minipausen“ einlegt. Diese Pausen umfassen nur einige Sekunden und können darin bestehen, dass man kurz den Kopf hebt und aus dem Fenster schaut oder überlegt, ob man am Mittag ein Schnitzel oder doch lieber eine Pizza essen möchte.

Pausen, die Sekunden bis Minuten oder eine Viertelstunde bei einer Lernsequenz von anderthalb bis 2 Stunden umfassen, tragen dazu bei, die Konzentrationsleistung auf einem hohen Niveau zu halten. Schulstunden von 45-minütiger Dauer entsprechen daher eher den menschlichen Gegebenheiten als die üblichen Vorlesungszeiten.

Plane beim Lernen Pausen mit ein! Optimal sind kleine Pausen (ca. 3–5 min) nach jeder halben Stunde und eine größere Pause (ca. 7–10 min) nach jeder vollen Stunde.

Belohne dich mit Pausen, indem du dir selbst Ziele setzt, beispielsweise: Wenn ich eine halbe Stunde gearbeitet habe, darf ich eine „Apfelpause“ machen (oder Ähnliches).

Selbstbeobachtung

Der erste Schritt, um zu überprüfen, wie es um die eigene Konzentrationsfähigkeit bestellt ist, besteht in einer kontrollierten, sorgfältigen Selbstbeobachtung. Dabei kannst du wie folgt vorgehen:

Tipps für die Selbstbeobachtung

- Du nimmst dir vor, dich während einer definierten Zeitspanne, etwa 1 h, selbst zu beobachten.
- Du legst ein leeres Blatt und einen Stift gut sichtbar auf deinen Platz, während du in der Bibliothek oder vor dem PC bzw. zu Hause an deinem Schreibtisch lernst.

- Du beginnst zu lernen und immer, wenn du merkst, dass du gedanklich abirrst und zu träumen beginnst, notierst du die genaue Zeit und setzt hinter die Angabe einen Strich. Danach gehst du sofort wieder an die Arbeit.
- Diesen Prozess setzt du fort, bis die Stunde vorbei ist.
- Anschließend überprüfst du, indem du die Striche zählst, wie oft deine Gedanken während einer Stunde von den Lerninhalten abgeirrt sind.

Wenn du dich nur 1- bis höchstens 2-mal kurzfristig hast ablenken lassen, kannst du dir gratulieren, denn das ist noch völlig normal. Hast du jedoch 3 und noch mehr Striche gezählt, solltest du den Test mindestens 2-mal wiederholen, um Fehlerquellen – reduzierte Schlafdauer (gefeiert bis in die Puppen!), Ärger, Erkältung usw. – auszuschließen. Ändert sich an dem Ergebnis nichts, sind weitere Überprüfungsschritte anhand von Tests ratsam.

Konzentrationstests

Wenn man sich unsicher ist, ob die eigene Konzentrationsleistung durchschnittlich, unter- oder vielleicht doch überdurchschnittlich ist, kann man sich einem Konzentrationstest unterziehen. Für einen ersten Check-up eignen sich Onlinetests. Sind die Ergebnisse hier unterdurchschnittlich, kann man ggf. wissenschaftlich überprüfte Testverfahren anschließen.

Einfache Onlinetests

Im Internet finden sich einige Kurztests, die helfen, eine erste Einschätzung der eigenen Konzentrationsfähigkeit zu erhalten. Wenn sich dann herausstellen sollte, dass es um die Konzentrationsfähigkeit nicht so gut bestellt ist, sollte man weitere diagnostische Verfahren heranziehen. Im Internet findet sich ein Konzentrationstest, der verlangt, in einer vorgegebenen Zeit die Farben der unten ausgedruckten Adjektive laut zu lesen. Jemand, dem dies in 40 s nicht gelingt, hat wahrscheinlich zumindest eine leichte Konzentrationsschwäche.

Konzentrationstest

Lies laut die Farben der Adjaktive:

Weiß rot grün **grün** weiß blau rot grün rot weiß
Blau rot grün **blau** grün weiß **rot** grün **weiß** blau
Grün weiß rot blau **weiß** rot **grün** rot weiß blau

Falls dir das in 40 Sekunden nicht gelingt, hast du wahrscheinlich zumindest eine leichte Konzentrationsschwäche. Den Test findest du unter
https://www.pruefungsamt.de/pruefungsvorbereitungen_konzentration.phg

Konzentrationstest

https://www.ausbildungspark.com/einstellungstest/konzentrationstest/

Unter diesem Link findest du 20 Rechenaufgaben, die in 2 min gelöst werden sollen. Du bearbeitest die Aufgaben online und erhältst sofort dein Ergebnis. Dieser kleine Test orientiert sich an dem unten vorgestellten Konzentrationsleistungstest (KLT).

Wissenschaftlich überprüfte Testverfahren

Es gibt mehrere wissenschaftlich überprüfte, valide Testverfahren, die von Psycholog*innen durchgeführt werden, um die Konzentrationsleistung zu überprüfen.

Zum Einsatz kommt hier u. a. der **Aufmerksamkeits-Belastungs-Test d2** von Rolf Brickenkamp und der **Konzentrations-Leistungs-Test** (KLT) von Heinrich Düker.

Bei dem „d2" handelt es sich um ein sehr bekanntes und ökonomisches Verfahren zur Erfassung der Konzentrationsleistung. Der Test ist in knapp 10 min durchzuführen. Die Aufgabe besteht darin, in insgesamt 14 Zeichenreihen in einer vorgegebenen Zeit alle „d" mit 2 Strichen durchzustreichen.

Der KLT erfasst das langzeitige Konzentrationsvermögen. Das Verfahren besteht aus insgesamt 9 Blöcken mit je 20 einfachen Rechenaufgaben, die nacheinander „im Kopf" gelöst werden müssen. Für die Bearbeitung der Aufgaben stehen insgesamt 30 min zur Verfügung.

Besteht der Verdacht, dass eine krankhafte Störung der Aufmerksamkeit vorliegt, empfiehlt sich eine Testung mittels des **HASE** (Homburger ADHS-Skalen für Erwachsene) von Michael Rösler u. a. Dieses Verfahren wird auch in Kliniken eingesetzt und ermöglicht es, ADHS-E recht zuverlässig zu diagnostizieren.

Übungen zur Steigerung der Konzentrationsfähigkeit

Es ist möglich, die eigene Konzentrationsleistung durch regelmäßig durchgeführte einfache Übungen deutlich zu steigern!

Wörter zählen

Du schlägst eine Zeitung oder ein Buch auf und zählst 5–10 min lang, wie oft ein bestimmtes Wort auf einer Seite erscheint. Es sollte ein einfaches Wort sein, das häufig vorkommt, z. B. „und", „oder", „in", „auf".

Der Schwierigkeitsgrad dieser Übung lässt sich sukzessive steigern, indem man sich von Mal zu Mal mehr Seiten vornimmt bzw. mehrere Wörter nebeneinander zählt. Wichtig ist, dass man dabei nicht auf schriftliche Notizen zurückgreift.

Laut lernen

Über die Vorteile des lauten Lernens wurde schon an anderer Stelle berichtet. Abgesehen von einer tieferen Verankerung der Inhalte im Gedächtnis, wenn zusätzlich zu dem visuellen auch der auditive Sinneskanal aktiviert wird, dient das laute Lernen auch der Steigerung der Konzentration.

Für „leises Lernen" ist typisch, dass die Gedanken unbemerkt für lange Zeit abirren können, bevor man registriert, dass man sich in der Vorstellung schon in ganz anderen Welten befindet. Beim „lauten Lernen" ist das unbemerkte Abirren der Gedanken über einen längeren Zeitraum kaum möglich, da man anhand der eintretenden Stille sofort feststellt, dass man sich kognitiv nicht mehr mit den Lerninhalten beschäftigt.

Auf diese Weise erhält man die Möglichkeit, sogleich gegenzusteuern und wieder zu dem Stoff zurückzukehren. Mithilfe dieser Strategie trainiert und verbessert man zunehmend seine Konzentrationsleistung.

Kommentieren, was man tut

Wie ich in Kap. 2 ausgeführt habe, stehen wir alle in einem inneren Dialog mit uns selbst. Dieser innere Dialog ist unterschiedlich ausgeprägt und vollzieht sich mehr oder weniger bewusst. Es gibt jedoch keinen Menschen, der nicht in irgendeiner Weise innerlich mit sich selbst spricht.

Diese Tatsache kann man nutzen, indem man sich zum Beispiel vorerzählt, was man gerade tut. Das Konzentrationstraining ist dabei umso intensiver, je komplizierter die Tätigkeit ist, die man sich selbst beschreibt. Auch hier lässt sich nach dem Steigerungsprinzip vorgehen, also zunächst Routinetätigkeiten schildern und sich dann immer komplexere Aufgaben vornehmen.

Impulsfrage

Welche Tipps willst du umsetzen, um deine Konzentrationsleistung zu optimieren?

____

____

____

Das Prinzip der Achtsamkeit

Mit der Meditation verwandt, aber einfacher zu praktizieren, ist das Prinzip der Achtsamkeit. Achtsamkeit ist gleichbedeutend mit Aufmerksamkeit bzw. dem englischen „mindfulness“. Gemeint ist eine spezielle Art der Aufmerksamkeitslenkung, die

- bewusst,
- nicht wertend und
- auf die Erfahrung des Augenblicks gerichtet ist.

Es wird das Hier und Jetzt, der gegenwärtige Moment gewürdigt und fokussiert. Achtsamkeit vermittelt daher den unmittelbaren Kontakt mit der Gegenwart. Viele Menschen neigen dazu, in Gedanken nicht bei einer aktuellen Aufgabe zu verweilen, sondern zwischen Gegenwart, Vergangenheit und Zukunft zu „springen".

Dies ist genau die Problematik, unter der einige Studierende leiden. Sie eilen der Phase der Prüfungsvorbereitung gedanklich voraus, sind kognitiv bereits in der konkreten Prüfungssituation angelangt, mit der sie sich ausgiebig und meist angstvoll beschäftigen, und vernachlässigen darüber die gezielte Aneignung der Lerninhalte.

Achtsamkeitsübung

Bereite eine Tasse Kaffee für dich vor. Führe dabei jede Bewegung langsam, in Achtsamkeit aus. Lass keine Einzelheit deiner Bewegungen geschehen, ohne dass du dich ihrer bewusst bist. Sei dir bewusst, dass du den heißen Kaffee in die Tasse gießt und genieße seinen Duft. Konzentriere dich auf das Zuckerstückchen oder die Milch, die du dem Kaffee beifügst. Nimm ihre Farbe und Konsistenz bewusst wahr. Sei dir bewusst, dass deine Hand den Teelöffel ergreift, um den Kaffee umzurühren. Beobachte dabei, wie sich die Flüssigkeit in der Tasse bewegt und dabei ihre Farbe verändert. Sei dir bewusst, dass du die Tasse am Henkel hochhebst. Nimm die Beschaffenheit der Tasse, ihre Form, die Farben und Muster wahr. ... Folge jedem deiner Handlungsschritte in Achtsamkeit. Atme dabei sanft und tiefer als üblich. Werde dir deines Atmens bewusst, wenn deine Gedanken abschweifen.

Achtsamkeitsübungen trainieren nicht nur die Konzentration, sondern können auch das Lebensgefühl eines Menschen positiv verändern, indem sie den Blick für Realitäten, die oft übersehen oder bewusst aus-

geklammert werden, weiten und damit eine vertiefte Erfahrung des Lebens und der Umwelt ermöglichen und außerdem zu einer Wertschätzung des Augenblicks führen.

Merke!

- Viele sog. Konzentrationsprobleme beruhen auf unrealistischen Erwartungen!
- Wenn man glaubt, an einer Konzentrationsschwäche zu leiden, sollte man sich zunächst gezielt beobachten!
- Eine krankheitswertige Konzentrationsstörung wird durch den Einsatz wissenschaftlich überprüfter Tests erfasst!
- Um die Konzentrationsfähigkeit beim Lernen auf einem hohen Niveau zu halten, sind Pausen absolut notwendig!
- Mit einfachen Übungen lässt sich die Konzentrationsfähigkeit steigern!

13

Prüfungsangst? So besiegst du sie!

Inhaltsverzeichnis

Entstehung und Aufrechterhaltung von Prüfungsangst ... 178
Ändere dein Denken! ... 181
Bearbeitung von selbstschädigenden Überzeugungen ... 182
Zweispaltentechnik ... 183
Sechsstufiges Veränderungsschema ... 184
Sorge für Entspannung ... 184
Progressive Muskelrelaxation (PMR) ... 185
Fantasiereise ... 186
Schlafhygiene ... 188
Erste Hilfe bei Blackout ... 190

Worum geht es?

Kap. 13 erklärt dir, auf welche Weise Prüfungsangst zustande kommt und aufrechterhalten wird. Du lernst, bei Prüfungen gelassen zu bleiben, indem du störende Gedanken bearbeitest (Zweispaltentechnik usw.), für

G. Bensberg, *Survivalguide Studium*,
https://doi.org/10.1007/978-3-662-63895-8_13

Entspannung sorgst (Fantasiereisen usw.) und Schlafstörungen vorbeugst. Außerdem sage ich dir, wie du dich im Fall eines Blackouts am besten verhältst.

Angst wurde in der Evolution ebenso wie körperlicher Schmerz als überlebenswichtiges Warnsystem in Gefahrensituationen entwickelt und ist daher eine natürliche menschliche (und tierische) Reaktion.

Mäßige Angst in Form von Aufgeregtheit oder Lampenfieber ist dem Studien- und Prüfungserfolg förderlich und sollte daher nicht bekämpft werden. Das heißt, es ist nicht das Ziel, mit stoischer Gelassenheit in eine Prüfung zu gehen. Der Prüfungserfolg wird dann wahrscheinlich reduziert sein. Ideal ist ein mittleres Erregungsniveau!

Entstehung und Aufrechterhaltung von Prüfungsangst

Es gibt verschiedene Wege, um eine Angstreaktion „zu erlernen“. Negative Erfahrungen wie etwa Misserfolge in der Schule oder im Studium können Ängste in Verbindung mit Leistungssituationen auslösen.

Auch Lernen am Modell spielt in diesem Zusammenhang eine Rolle. Malt ein Elternteil bei einer schlechten Note gleich den Teufel des endgültigen Schul- und Lebensversagens an die Wand, so ist die Wahrscheinlichkeit groß, dass die Tochter/der Sohn auf Leistungssituationen mit Angst reagiert und diese womöglich vermeiden wird.

Außerdem sind die Gene ein wichtiger Faktor. So zeichnen sich Ängstliche durch eine intensivere Aktivität des limbischen Systems aus, das zum ältesten Teil des Gehirns gehört. Für diese Aktivitätsunterschiede gibt es offensichtlich eine vererbbare Basis, die wahrscheinlich weit in die Evolution des Menschen zurückgeht. Um einem Säbelzahntiger zu entkommen, gab es für unsere Vorfahren in grauer Vorzeit 3 erfolgversprechende Strategien: Fliehen, Kämpfen oder Totstellen. Menschen mit einem hohen Angstniveau gehören oft zu den „Flüchtern", was je nach Situation mehr oder weniger überlebenstauglich ist.

Eine Angstreaktion wird erst dann zu einer Störung, wenn sie zu lange andauert, zu intensiv ist, beträchtliches Leiden verursacht, Kontrollverlust auslöst und/oder zu Vermeidungsverhalten führt, sodass zuvor als wichtig empfundene individuelle Ziele, z.B. Prüfungen zu bestehen, nicht mehr verfolgt werden.

Aufrechterhalten wird Prüfungsangst meist durch negative Verstärkung. Was versteht man darunter? Ganz einfach: Wenn ich einen angsterzeugenden Reiz vermeide, tritt unmittelbar danach ein Gefühl von massiver Erleichterung auf und das wird so positiv erlebt, dass man auch in Zukunft auf diese Strategie zurückgreift.

Auf die Prüfungssituation übertragen bedeutet das: Wenn ich jeden Gedanken an die Prüfung verdränge oder die Prüfung verschiebe, bin ich kurzfristig angstfrei, und diese Befreiung ist so angenehm, dass ich mich bei der nächsten anstehenden Prüfung wahrscheinlich ähnlich verhalten werde.

Die größte Rolle spielen für die Auslösung und Aufrechterhaltung von Angstreaktionen jedoch Denkinhalte wie Erwartungen und Befürchtungen. Bestimmte Einstellungen und sog. irrationale Überzeugungen eignen sich besonders gut, um Ängste auszulösen. Typische selbstschädigende Kognitionen sind beispielsweise: „Ich muss immer perfekt sein und darf keinen Fehler machen."

Solche Überzeugungen lösen Emotionen, etwa Zorn und Angst, aus. Ein Mensch, der überzeugt ist, immer perfekt sein zu müssen, steht unter einem immensen Druck, der zu negativen Bewertungen seiner selbst, Ängsten und Depressionen führen kann, falls er seinem Anspruch nicht Genüge tun kann. Entscheidend ist hierbei, dass die innere Überzeugung von einem „unbedingten Müssen" ausgeht.

Auf diese Weise kann sich folgende Stufenfolge ergeben:

1. Stufe
Gedanken: „Ich schaffe es nicht" oder „Ich muss eine Eins schaffen"

2. Stufe
Körperliche Reaktion: Anspannung

3. Stufe
Gefühl: Angst

Impulsfrage

Wie äußert sich Prüfungsangst bei dir?

____

____

____

Pack den Teufel bei den Hörnern! Jetzt geht es zu den Strategien, die dir helfen können, deine Prüfungsangst in den Griff zu kriegen.

Ändere dein Denken!

Leider sind innere Dialoge oft in selbstschädigender Weise verzerrt, indem Selbstabwertungen und Misserfolgserwartungen transportiert werden.

Beispiele für selbstschädigende Misserfolgserwartungen:

- „Ich werde mit dem Stoff nicht durchkommen!"
- „Ich kapiere das nie!"
- „Ich falle bestimmt durch!"

Solche Gedanken leiten typische Verhaltensketten ein:
1. Stufe
Gedanke: „Ich bin zu blöd!"

2. Stufe
Gefühl: Resignation, Depression

3. Stufe
Verhalten: Aufgeben, z. B. das Lernen einstellen, sich ins Bett zurückziehen

4. Stufe
Konsequenz: Misserfolg, schlechte Noten

Der auf der 4. Stufe womöglich eintretende Misserfolg aktiviert und intensiviert die selbstschädigenden Gedanken auf der 1. Stufe, und der Kreislauf setzt von Neuem ein.

Bearbeitung von selbstschädigenden Überzeugungen

Negative Erwartungen beeinträchtigen das Selbstwertgefühl und können Misserfolge einleiten. Das ist allerdings nicht immer der Fall. Es gibt Studierende, die solchen Misserfolgserwartungen vehement entgegensteuern, indem sie sehr viel lernen und damit auch erfolgreich sind. Das ändert aber nichts an dem Stress, dem sie sich aussetzen und der nicht nur unangenehm ist, sondern auch die Gesundheit schädigen kann.

Um problematischem innerem Sprechen auf die Spur zu kommen, sollte man eine Selbstbeobachtungsphase einlegen, in der man Papier und Stift neben sich legt und die entsprechenden Gedanken notiert. Schon der Vorsatz, sich zu beobachten, führt dazu, dem inneren Sprechen leichter auf die Spur zu kommen. Meist stößt man auf 3 bis maximal 5 Kernaussagen, um die das gesamte Angstszenario aufgebaut wird.

Konkrete Vorgehensweise:
1. Schritt:
Selbstbeobachtungsphase zeitlich festlegen
2. Schritt:
Notieren der Gedanken; Kernaussagen besonders markieren
3. Schritt:
Bearbeiten der inneren Dialoge

Um diesem schädlichen kognitiven Szenario zu Leibe zu rücken, haben clevere Verhaltenspsycholog*innen effektive Strategien entwickelt, u. a. die **Zweispaltentechnik** und das **6-stufige Veränderungsschema.**

Bei der Bearbeitung von Gedanken, die dich nur „runterziehen", geht es darum, logische Fehler zu entdecken, mögliche andere Interpretationen zu erwägen und Schlussfolgerungen zu überprüfen, um auf diese Weise Distanz zu verzerrenden Gedankenspielen zu gewinnen.

Zweispaltentechnik

In der linken Spalte wird der selbstschädigende Gedanke notiert, rechts der hilfreiche, positive und zugleich realistischere. Man überlegt also, was man den „linken" Gedanken entgegensetzen kann, um sie unter Kontrolle zu halten oder unschädlich zu machen. Stell dir vor, du befindest dich in einer Zirkusarena und bist ein erfahrener Dompteur. Auf der linken Seite sitzen die Löwen. Du selbst stehst auf der rechten Seite, schwingst die Peitsche und erteilst Befehle, um die netten Tierchen unter Kontrolle zu halten:

„Ich war in der Schule bloß Durchschnitt, wie kann ich dann an der Uni gut sein?"	„Die Uni ist nicht Schule, und man kann sich ändern!"

Die Wirkung der Zweispaltentechnik kannst du noch verstärken, indem du die Aussagen auf der rechten Seite zusätzlich gesondert notierst und dann in der Wohnung aufhängst, auswendig lernst, in dein Handy eingibst oder auf Zetteln mit dir führst.

Ein anderes, ebenso hilfreiches, aber etwas komplexeres Veränderungsschema besteht aus 6 Stufen.

Sechsstufiges Veränderungsschema

Beispiel

1. **Greife einen Gedanken auf:**
   „Wer wirklich intelligent ist, muss auch als Bachelorstudent(in) nicht viel lernen!"
2. **Zu wie viel Prozent glaubst du, dass der Gedanke zutrifft?**
   80 %!
3. **Welche Argumente sprechen für den Gedanken?**
   „Intelligente haben eine rasche Auffassungsgabe!"
   „In der Schule mussten die Intelligenten nicht lernen!"
4. **Was spricht gegen diesen Gedanken?**
   „Wenn viel auswendig gelernt werden muss, hilft Intelligenz nur bedingt!"
   „Bei großer Stofffülle geraten auch die Intelligenten ins Schwimmen!"
5. **Wenn du alle genannten Aspekte berücksichtigst, zu wie viel Prozent glaubst du jetzt, dass der Gedanke zutrifft?**
   40–60 %!
6. **Finde jetzt einen neuen, hilfreicheren Kernsatz:**
   „An der Uni müssen auch intelligente Studierende viel lernen!"

Sorge für Entspannung

Körperliche Angstsymptome bestehen meist in einem sehr unangenehmen Zustand fortwährender Anspannung, der oft zu Schlafstörungen führt. Um körperliche

Angstsymptome zu reduzieren, eignen sich die **progressive Muskelrelaxation** und **Fantasiereisen.**

Progressive Muskelrelaxation (PMR)

Neben dem autogenen Training ist die progressive Muskelentspannung die am besten überprüfte und bekannteste Entspannungsmethode.

Der Ansatz basiert auf dem Wissen um die enge Verzahnung zwischen Seele und Körper. Im Angstzustand und bei erhöhtem Stress spannt sich bei jedem Menschen die Muskulatur an. Muskuläre Anspannung aber signalisiert dem Gehirn Gefahr, wodurch ein Teufelskreislauf in Gang gesetzt werden kann, denn diese Interpretation lässt den Muskeltonus noch mehr ansteigen. Es gilt aber auch der Umkehrschluss: Eine entspannte, weiche Muskulatur wird im Gehirn als psychischer Ruhezustand interpretiert und lässt die Muskeln weiter erschlaffen.

Methode

Die PMR lehrt die willentlich herbeigeführte, kontrollierte An- und Entspannung aller Muskelgruppen, über die der Mensch Kontrolle hat. Auf diese Weise kann schließlich ein völlig entspannter Ganzkörperzustand erreicht werden. Die einzelnen Muskelgruppen werden in einer bestimmten Reihenfolge und nach klaren Vorgaben an- und entspannt. Dabei muss die Entspannungsphase immer länger sein als die Anspannungsphase, und die Anspannung der Muskulatur darf nicht übertrieben werden. Sie sollte fühlbar sein, ohne zu schmerzen. Jede An- und Entspannungseinheit kann durch eine Vorsatzformel, etwa „Ich bin ganz ruhig!" abgeschlossen werden.

Die Wirkung ist direkt fühlbar, es bedarf dazu keiner besonderen Vorstellungskraft. Diese Methode eignet sich daher gut für Menschen, denen Imaginationen schwerfallen.

Instruktionsbeispiel für 4 Muskelgruppen

Hände und Arme

Arme ausstrecken und etwas anwinkeln, Hände zur Faust ballen, Unterarme und Oberarme anspannen.
Anspannen – Halten (ca. 7 s) – Loslassen – Nachspüren (ca. 30 s)

Gesicht und Nackenmuskulatur
Augenbrauen hochziehen, Augen zusammenkneifen und Nase rümpfen. Zähne aufeinanderpressen, Mundwinkel nach hinten ziehen, Zunge gegen den Gaumen pressen. Kinn zum Hals senken und den Hinterkopf gegen eine imaginäre Kopfstütze drücken.
Anspannen – Halten (ca. 7 s) – Loslassen – Nachspüren (ca. 30 s)

Brust, Schultern, Rückenpartie, Bauch und Gesäß
Schulterblätter zusammenziehen und das Brustbein nach vorn wölben. Bauch einziehen oder vorstrecken, beides spannt die Bauchmuskulatur an. Gesäßmuskeln anspannen.
Anspannen – Halten (ca. 7 s) – Loslassen – Nachspüren (ca. 30 s)

Füße und Beine
Fersen auf den Boden pressen, Zehen nach oben richten, Unterschenkel und Oberschenkel anspannen.
Anspannen – Halten (ca. 7 s) – Loslassen – Nachspüren (ca. 30 s)

Fantasiereise

Du kannst auch eine Fantasiereise antreten, um dem Prüfungsstress zu entfliehen und dich in einen entspannten, angenehmen Zustand zu versetzen. Du reist in der Fantasie an einen Ort und/oder in eine Zeit, die fern der aktuellen, vielleicht belastenden Realität sind. Die „Reise" dauert in der Regel 10–20 min.

Methode

Damit eine Fantasiereise gelingt, solltest du dich in einen ruhigen Raum zurückziehen. Es muss gewährleistet sein, dass du während der Fantasiereise von niemandem gestört wirst.

Versuche zunächst, schon vorab in einen einigermaßen entspannten Zustand zu gelangen, indem du dich hinlegst oder es dir in einem Sessel mit hochgelegten Beinen und abgestützten Armen bequem machst.

Nach diesen Vorbereitungen beginnt die eigentliche Fantasiereise. Du schließt die Augen und gehst auf die Reise.

Es gibt 3 klassische Settings, die sich für eine Fantasiereise sehr gut eignen.

- An einem leeren Strand
- Allein auf einer Waldlichtung
- Auf einer einsamen Bergwiese

Wichtig ist, dass du auf deiner Reise möglichst alle Sinne aktivierst, dann wird die erzielte Entspannung umso tiefer sein. Konzentriere dich also darauf, was du an dem Ort deiner Reise siehst (z.B. den blauen Himmel), hörst (z.B. das Rauschen des Meeres) und fühlst (z.B. die Wärme der Sonne auf deiner Haut).

In der 3. Phase wird die Fantasiereise beendet, wobei darauf zu achten ist, dass die Rückkehr in die Gegenwart nicht abrupt, sondern allmählich erfolgt. Balle die Hände zu einer Faust, atme tief durch, recke und strecke dich. Öffne dann langsam die Augen und komm allmählich wieder in der Gegenwart an.

Schlafhygiene

Zu den typischen körperlichen Angstsymptomen in Prüfungszeiten gehören Schlafstörungen, die sich in Form von Einschlaf- und Durchschlafproblemen oder zu frühem Erwachen nach etwa 4–5 h Schlaf äußern können. Es gibt aber Regeln zur Schlafhygiene, um Schlafstörungen in den Griff zu kriegen bzw. ihnen vorzubeugen.

Sorge für einen regelmäßigen Schlaf-Wach-Rhythmus

- Stehe morgens zu festen Zeiten auf, egal wie lange du geschlafen hast.
- Versuche nicht, fehlenden Schlaf durch Mittagsschlaf nachzuholen.
- Verkürze die geplante Schlafenszeit, statt sie zu verlängern.
- Wenn du nachts wach wirst und nicht mehr einschlafen kannst, stehe auf und beschäftige dich für eine bestimmte Zeit mit etwas Schönen, z. B. Planung des nächsten Urlaubs.

Beseitige mögliche Störquellen, die das Einschlafen behindern

- Schütze dich vor Lärm, indem du z. B. Oropax benutzt.
- Sorge für eine möglichst niedrige Temperatur in deinem Schlafzimmer (ca. 16 Grad Celsius).
- Solltest du nachts wachwerden, blicke **nicht** auf die Uhr, sonst wird nächtliches Erwachen vorprogrammiert.

- Trinke am Abend keinen Kaffee oder Alkohol und iss nur eine Kleinigkeit.
- Außer Sex sollten alle anderen Aktivitäten im Bett wie etwa Lernen unterbleiben, damit das Gehirn Bett und Schlaf verknüpft.
- Greife nur im Notfall zu rezeptfreien Beruhigungs- und Schlafmitteln.

Versuche, spätestens eine Stunde vor dem Zubettgehen zur Ruhe zu kommen

- Verlege Sport- und Fitnesstraining auf den Vormittag.
- Spätestens eine Stunde vor dem Schlafengehen solltest du nicht mehr lernen oder joggen, denn körperliche und geistige Aktivitäten machen meist nicht müde, sondern aktivieren.
- Sorge für Schlafrituale (z. B. Tasse Tee, Entspannungsbad).
- Setze Entspannungsübungen vor dem Schlafengehen ein (kann auch Fernsehen sein, ich z. B. schlafe auf der Couch vor dem Fernseher bei einer seichten Sendung zuverlässig ein).

Wenn Schlafstörungen über einen längeren Zeitraum hinweg andauern und so schwerwiegend sind, dass in manchen Nächten überhaupt nicht geschlafen wird, die Prüfung oder die Prüfungen aber immer näher rücken, sollte man zum Arzt gehen und sich ggf. medikamentös behandeln lassen.

Dies ist keine Ideallösung, aber in manchen Fällen das kleinere Übel und kann, wenn es sich nur um einige Wochen handelt, die zu überbrücken sind, verantwortet werden. Es ist sinnvoller und dem Organismus förderlicher, wenigstens mittels einer kleinen „chemischem

Keule" nachts Ruhe zu finden, als ohne Schlaf oder mit völlig ungenügender Schlafdauer tagsüber lernen und am Ende Prüfungen bestehen zu müssen.

Erste Hilfe bei Blackout

Prüfungsangst betrifft auch die Verhaltensebene, indem prüfungsängstliche Studierende oft zu wenig oder aber zu viel lernen und dann am Ende überlernt sind. Wie man sich optimal auf eine Prüfung vorbereitet, Lernpläne erstellt, für ein adäquates Zeitmanagement sorgt und welche Lerntechniken erfolgversprechend sind, kannst du in den Kap. 5, 6 und 7 nachlesen.

An dieser Stelle gebe ich dir Tipps, wie du dich im Fall eines Blackouts am besten verhältst.

Ein Blackout ist eine funktionelle, nichtorganische Gedächtnisstörung. Im Gehirn wird das sog. „Angstnetzwerk" aktiviert, ein Schaltkreis zwischen verschiedenen Hirnteilen (u.a. Thalamus, Amygdala, Hippokampus), das den Körper in Alarmbereitschaft versetzt und in der Urzeit für eine lebensrettende körperliche Kraftanstrengung – Flucht oder Angriff – fit machte.

Die Verbindungen zu höheren Gehirnteilen werden dabei blockiert, sodass akademisches Wissen für den Moment nicht mehr abrufbar ist. Physiologisch lässt sich ein Blackout auch dadurch erklären, dass die Stresshormone Adrenalin und Cortisol das Gehirn überfluten.

Die Konsequenz eines Blackouts besteht in dem subjektiven Gefühl, überhaupt nichts mehr zu wissen, von den Prüfungsinhalten noch nie etwas gehört zu haben bzw. nicht einmal mehr die Prüfungsfragen zu verstehen.

In Wahrheit ist das Gelernte aber weiterhin neuronal verankert. Nicht die Speicherung wird bei einem Blackout beeinträchtigt oder gar gelöscht, sondern die Übertragungsprozesse zwischen den relevanten Nervenzellen sind angstbedingt kurzfristig blockiert.

Um den Abrufprozess wieder zu ermöglichen, besteht die oberste Regel darin, Distanz zu dem angstauslösenden Reiz, das heißt der Klausur- oder Prüferfrage zu schaffen und dann gezielt Angstantagonisten – Entspannung, positive Selbstinstruktionen usw. – einzusetzen.

Mündliche Prüfung: Wenn es passiert …

- Nicht mit aller Gewalt versuchen, die Frage zu beantworten
- Dem Prüfer mitteilen, dass man im Augenblick blockiert ist und ihn bitten, eine andere Frage vorzuziehen
- Abstand zur Prüfungssituation schaffen, z. B. kurz aus dem Fenster schauen oder auf den Schreibtisch des Prüfers
- Die frühere Lernsituation vor dem inneren Auge visualisieren, sich erinnern, wie man sich den Stoff angeeignet hat
- Mit einem Nebenaspekt der Frage einsteigen. Die Möglichkeit ist groß, dass einem, während man spricht, alles wieder einfällt

Schriftliche Prüfung: Wenn es passiert …

- Distanz zur Klausur schaffen, 1 min aus dem Fenster schauen, falls möglich, zur Toilette gehen
- Entspannungsübungen und positive Selbstinstruktionen einsetzen

- Die frühere Lernsituation vor dem inneren Auge visualisieren, sich erinnern, wie man sich den Stoff angeeignet hat
- Mit einer anderen Frage/Aufgabe wieder einsteigen

Aufgabe

Falls du Prüfungsangst hast: Entwirf dein persönliches Programm, um angstfrei in die nächste Prüfung zu gehen. Was wirst du ändern? Welche Strategien setzt du ein?

____

____

____

Merke!

- **Angst ist eine überlebenswichtige menschliche Reaktion!**
- **Angst spielt sich meist auf mehreren Ebenen ab: der gedanklichen, gefühlsmäßigen, körperlichen und verhaltensbezogenen!**
- **Ein Blackout ist eine vorübergehende Gedächtnisstörung, die sich beheben lässt!**

14

Schreibblockaden waren gestern!

Inhaltsverzeichnis

Was ist eine Schreibblockade? 194
Externale Ursachen und Bewältigungsstrategien 195
  Bei mangelndem Knowhow: Infos einholen und Schreibkurse besuchen. 195
  Bei inhaltlichen Problemen: Sich „durchbeißen“ oder abbrechen 196
Internale Ursachen und Bewältigungsstrategien. 197
  „Schreibmythen“. 198
  Überhöhter Anspruch 198
  Der innere Zensor. 200
  Angst vor dem Studienabschluss 200
  Prokrastination oder „Aufschieberitis“. 201
Spezielle Schreibübungen bei Schreibblockaden 203
  Clustering 203
  Worst Text. 205
  Linkshändiges Schreiben 207
  Free Writing 207

G. Bensberg, *Survivalguide Studium*,
https://doi.org/10.1007/978-3-662-63895-8_14

Worum geht es?

In Kap. 14 erfährst du, was Schreibblockaden sind, wie sie zustande kommen und wie sie sich beheben lassen. Die eingeführten Schreibübungen (Clustering, Worst Text, linkshändiges Schreiben, Free Writing) zeigen dir, wie du Schreibprobleme endgültig aus deinem Unileben kickst.

Es gibt wohl keinen Studiengang, in dem nicht schriftliche Arbeiten und am Ende eine anspruchsvolle Abschlussarbeit verfasst werden müssen. Typische Textformen, die jeweils andere Anforderungen an Aufbau und Schreibstil stellen, sind:

- **Handout**
- **Referat**
- **Powerpoint-Präsentation**
- **Hausarbeit**
- **Thesenpapier**
- **Klausur**

Um Schreibproblemen vorzubeugen, ist es wichtig, die Hinweise in Kap. 10 zu beherzigen. Die gelungene oder aber mangelhafte Organisation eines Schreibprojekts hängt nämlich eng mit eventuell auftretenden Schreibschwierigkeiten zusammen.

Was ist eine Schreibblockade?

Edmund Bergler, ein US-amerikanischer Psychoanalytiker, prägte die Bezeichnung „Schreibblockade“ und formulierte 3 Kriterien, die gegeben sein müssen, damit man die entsprechende „Diagnose“ stellen kann:

- **Jemand schreibt eine Arbeit nicht, obwohl er von der Vorbildung und dem Intellekt her dazu imstande wäre.**
- **Die Person hat das Gefühl, überhaupt keine oder nur wirre Einfälle zu haben.**
- **Die Person leidet beträchtlich unter dem Nichtschreiben.**

Impulsfrage

Hast du eine Schreibblockade und falls ja, welche Kriterien treffen auf dich zu?

____

____

Externale Ursachen und Bewältigungsstrategien

Obwohl die meisten Schreibschwierigkeiten psychogene Ursachen haben, gibt es auch solche, die eher von außen an einen herangetragen werden.

Bei mangelndem Knowhow: Infos einholen und Schreibkurse besuchen

Die Unsicherheit über das angemessene Vorgehen beim Abfassen wissenschaftlicher Arbeiten betrifft wenigstens unmittelbar nach der Immatrikulation viele Studierende. Im weiteren Studienverlauf klagen darüber vor allem Studis, die Fächer belegt haben oder an Hochschulen immatrikuliert sind, deren Leistungsnachweise hauptsächlich aus Klausuren mit Multiple-Choice-Aufgaben bestehen. Diese Studentinnen und Studenten studieren oft mehrere Semester lang, ohne eine schriftliche Arbeit verfassen zu müssen. Wenn diese Form der Prüfung dann plötzlich ansteht, reagieren einige verständlicherweise mit Angst, da ihnen die Aufgabe nicht vertraut ist und daher als unüberwindbarer Berg erscheint.

Fast alle Studiengänge haben Informationen zum Verfassen schriftlicher Arbeiten ins Netz gestellt, die man gleich zu Studienbeginn lesen bzw. herunterladen sollte. In meinem Studiengang „Europäische Kunstgeschichte" ist ein „Leitfaden Proseminararbeit" online verfügbar, der ausführlich über formale Vorgaben, den Aufbau der Arbeit sowie inhaltliche Anforderungen informiert. In meinem Beifach „Philosophie" sind entsprechende Hinweise in einem „Leitfaden für Seminararbeiten" zusammengefasst.

Solltest du trotzdem noch unsicher sein, kann es nützlich sein, eine mit „gut" oder „sehr gut" bewertete Seminararbeit im Internet zu lesen. Darüber hinaus ist es sinnvoll, im Gespräch mit der Betreuerin/dem Betreuer abzuklären, welche spezifischen Erwartungen an die Arbeit gestellt werden und die Gliederung abzusprechen. Außerdem gibt es an vielen Hochschulen sogenannte Schreibzentren, die Kurse anbieten, die du buchen kannst.

Bei inhaltlichen Problemen: Sich „durchbeißen" oder abbrechen

Manche Schreibprobleme entstehen als Konsequenz aus der Beschäftigung mit einem Thema, das einen persönlich entweder nicht interessiert und/oder überfordert.

Eine solche Konstellation kann zustande kommen, weil man das Thema aufgrund widriger Voraussetzungen nicht frei wählen konnte oder man das Thema zwar gewählt, aber die damit verbundenen Anforderungen unter- bzw. falsch eingeschätzt hat.

Bei inhaltlichen Problemen hat man eigentlich nur die Wahl zwischen zwei Möglichkeiten: Sich „durchzubeißen" bis zum hoffentlich nicht bitteren, sondern erfolgreichen Ende oder aber das Thema zurückzugeben und damit eine Verlängerung des Studiums oder sonstige Komplikationen in Kauf zu nehmen.

Diese Entscheidung nimmt dir niemand ab und du solltest sie möglichst nicht hinauszögern. Für jede der beiden Alternativen gibt es gute Gründe. Wenn man die Arbeit abbricht, um sich ein neues Thema geben zu lassen, welches einen adäquat fordert, erbringt man wahrscheinlich eine bessere Leistung und erhält dann auch eine gute Note. Außerdem erspart man sich womöglich frustrierende Wochen und Monate, in denen die Lebensqualität erheblich beeinträchtigt ist.

Andererseits kann es zur persönlichen Weiterentwicklung beitragen und dich für spätere, auch berufliche Herausforderungen „stählen", eine außerordentlich schwierige Aufgabe am Ende erfolgreich bewältigt zu haben. Entschließt man sich dazu, ein problematisches Thema abschließend zu bearbeiten, sollte man sich um Unterstützung bemühen, beispielsweise für eine zeitlich engmaschige Betreuung sorgen. Diese Unterstützung bieten auch die Mitarbeiter*innen an Beratungsstellen für Studierende.

Internale Ursachen und Bewältigungsstrategien

Die meisten Schreibblockaden sind nicht auf externe Verursachungsfaktoren zurückzuführen, sondern fließen aus der Psyche des Betroffenen.

„Schreibmythen"

Schreibprobleme können im einfachsten Fall aus falschen Annahmen über wichtige Voraussetzungen des Schreibens resultieren. Zwei negative, immer wieder genannte „Mythen", die den Schreibprozess lähmen, sind:

Ich kann nur schreiben, wenn ich weiß, was ich eigentlich schreiben will …
Falsch!

Nachdenken und Einfälle produzieren einerseits sowie das Schreiben andererseits sind keine sequenziell aufeinanderfolgende, sondern ineinander verschränkte Vorgänge. Die meisten Ideen werden während des Schreibprozesses entwickelt, das heißt, das Schreiben selbst, auch wenn man nichts Weltbewegendes zu Papier bringt, regt den Ideenfluss an.

Ich muss abwarten, bis ich einen Einfall habe …
Falsch!

Durch bloßes Sitzen vor dem PC oder das Starren auf ein leeres Blatt werden kreative Prozesse in keiner Weise gefördert. Ganz im Gegenteil: Man kann theoretisch über einen langen Zeitraum hinweg so verharren, ohne in irgendeiner Weise voran zu kommen. Eher läuft man Gefahr, am Ende wie der arme Gregorius in Thomas Manns Roman „Der Erwählte" zu einem winzigen, verhutzelten Wesen mutiert zu sein.

Überhöhter Anspruch

Ein überhöhtes Anspruchsniveau demonstrieren Studierende, die eine Haus- oder Bachelorarbeit mit einer

Doktorarbeit oder gar der Habilitationsschrift verwechseln. Sie orientieren sich an Schriften von Professoren, die nur besonders Erwählten verständlich sind, und glauben unfähig zu sein, wenn sie diese Vorbilder nicht erreichen können.

Bei den einen bezieht sich der verzerrte Anspruch auf die Aufgabe selbst, bei den anderen betrifft er vorwiegend die eigene Person – man will sich durch besondere Leistungen auszeichnen, gleichgültig auf welchem Gebiet –, bei den dritten sind beide Ansprüche konfundiert.

Lösung: Realistisches Anspruchsniveau

Für Studis mit unrealistischen Ansprüchen gilt es, den eigenen Anspruch auf ein realistisches Maß herunter zu brechen. Es kann dabei hilfreich sein, vergleichbare Arbeiten zu einem ähnlichen Thema von Kommiliton*innen zu lesen. Außerdem ist es wichtig, sich zu verdeutlichen, welchen Stellenwert die aktuelle Arbeit für die Fortsetzung des Studiums und das Examen letztlich hat. Meist stellt man dabei fest, dass man dem Text eine eher überwertige Bedeutung beimisst. Gerade in Bachelorstudiengängen erhält man in der Regel nicht sonderlich viele Credits für die Abschlussarbeit.

Es kann nützlich sein, Stellenanzeigen zu studieren und schwarz auf weiß zu lesen, dass die Anforderungsprofile für Berufseinsteiger nicht nur um gute Noten kreisen, sondern darüber hinaus Praktika, Auslandserfahrungen und außeruniversitäres Engagement hoch gewichten.

Wenn es einen wichtigen Grund für das Anpeilen einer besonders guten Note gibt, solltest du auf jeden Fall versuchen, wenigstens deine Psyche stabil zu halten. Lies dazu noch einmal meine Ausführungen in Kap. 3 „Positive Verstärker und euthyme Techniken“.

Der innere Zensor

Einer weiteren Gruppe Studierender fällt es durchaus nicht schwer zu schreiben. Sie verfassen Seite für Seite, aber sie sind mit dem, was sie geschrieben haben, niemals zufrieden. Der innere Zensor führt dazu, dass sie ihre Texte immer wieder überarbeiten bzw. eliminieren. Im Extremfall gehen sie so weit, eine abgeschlossene Seminar- oder Bachelorarbeit am Ende wieder zu löschen. Auf diese Weise versäumen sie Abgabetermine und blockieren den normalen Studienverlauf. Die überkritischen, negativen Selbstbeurteilungen ihrer Arbeiten entbehren meist eines realistischen Hintergrunds. In der Regel handelt es sich um Realitätsverzerrungen aufgrund überhöhter und/oder wirklichkeitsferner Ansprüche.

Lösung: Unterbrechen der ständigen, zwanghaften Kontrolle des Schreibens
Als Gegenstrategie eigenen sich hier die weiter unten vorgestellten Schreibübungen Worst Text und Free Writing.

Angst vor dem Studienabschluss

Studentinnen und Studenten, die aus Angst vor dem Studienende ihre Abschlussarbeit nicht schreiben, sind zahlreicher, als allgemein angenommen wird, da diese Ängste oft nicht bewusst sind bzw. nicht gerne mitgeteilt werden. Die Angst bezieht sich u. a. darauf, nach der Exmatrikulation keine Anstellung zu finden oder noch nicht reif genug zu sein, um berufliche Verantwortung zu übernehmen. Eine weitere Angstquelle kann in der Unsicherheit bestehen, nicht zu wissen, welches der richtige Beruf, die passende Tätigkeit ist, und tritt vor allem bei jenen auf, die entweder einen Studiengang halbherzig wählten, weil sie keine Alternative wussten, oder die Wahl primär aus Interesse an den Studieninhalten trafen und darüber die berufliche Perspektive vergaßen.

Lösung: Zusatzqualifikation und Entscheidungsfindung als Bewältigungsstrategie

Bei offener oder unterschwelliger Angst vor dem Studienabschluss sind die Interventionsmöglichkeiten je nach Art der dahinterstehenden Problematik unterschiedlich. Bei Absolvent*innen, die sich einer Berufstätigkeit noch nicht gewachsen fühlen und auch nicht willens sind, schon Verantwortung zu übernehmen, kann es sinnvoll sein, das abgeschlossene Studium durch eine Zusatzqualifikation zu ergänzen, beispielsweise ein Masterstudium aufzunehmen. Falls dies finanziell oder aufgrund des Notenspiegels nicht möglich ist, kann man sich alternativ nach Studienende um ein 1-Jahres-Praktikum bemühen und auf diese Weise ein wenig in die Berufswelt hineinschnuppern, ohne ihr schon wirklich anzugehören.

In anderen Fällen ist eine gezielte Berufsberatung und Zukunftsplanung bzw. Entscheidungsfindung auf dem Boden einer vertieften Selbsterkenntnis notwendig, um seinen Platz in der Berufswelt zu finden. In Einzelfällen kann allerdings auch eine Revision der Studienentscheidung – besser spät als nie! – notwendig sein. Vgl. hierzu Kap. 1 „Lebe deinen Traum".

Prokrastination oder „Aufschieberitis"

Eine typische und schwerwiegende Form der Schreibstörung ist die „Aufschieberitis", oft vornehm mit dem englischen Wort „Prokrastination" umschrieben. Dieses Phänomen tritt gerade an Hochschulen so häufig auf, dass es auch als „Studentensyndrom" bezeichnet wird.

Man versteht darunter die Unfähigkeit, Arbeiten – vor allem schriftliche – zu einem vorgegebenen Termin fertig zu stellen.

Betroffene Studierenden schieben die konkrete Beschäftigung mit der Arbeit immer wieder hinaus, finden stets neue Entschuldigungen, warum es ihnen nicht möglich ist, mit dem Schreiben zu beginnen und flüchten in alternative Tätigkeiten, wobei sich mit dem Verstreichen der Zeit das schlechte Gewissen immer häufiger meldet und die Angst vor den Folgen des Nichtschreibens wächst.

Der immense Druck führt bei einigen dazu, dass sie sich kurz vor Toresschluss noch einmal aufraffen und die Arbeit in einer Art Gewaltakt in wenigen Tagen und Nächten niederschreiben nach dem Motto: „Hauptsache, es steht etwas da!" und dann noch in letzter Minute einreichen.

Studis, die von Prokrastination betroffen sind, haben meist darüber hinausgehende Schwierigkeiten in unterschiedlichen Bereichen. Bei vielen ist die Fähigkeit zum Belohnungsaufschub („delay of gratification") reduziert, sie haben oft auch unrealistische Erwartungen und eine schlechte Arbeitsplanung.

Lösung: Detaillierte Planung der Arbeit und Inanspruchnahme professioneller Hilfen!
Öffentliche Orte wie Bibliotheken sind eindeutig vorteilhafter für das Schreiben als das eigene, „stille Kämmerlein". Es sollte ein engmaschiges „Support-Netz" geknüpft werden aus regelmäßigen Termine mit der Betreuerin/dem Betreuer und Verabredungen mit Kommiliton*innen in der Bibliothek zum Schreiben „unter Kontrolle".

Die Arbeitszeiten sind genau festzulegen, wobei man gegenüber sich selbst die Verpflichtung eingeht, sich in diesen Zeiten in jedem Fall mit der Arbeit zu

beschäftigen, selbst wenn man es nicht über sich bringt, auch tatsächlich daran zu schreiben.

Der langzeitige Lebensentwurf sollte beachtet und anhand von zielgerichteten Fragen aktualisiert werden. Hilfreiche Fragen können sein: Warum schreibe ich diese Arbeit? Inwieweit ist diese Arbeit wichtig für mein weiteres Leben? Inwieweit dient diese Arbeit meinem Fortkommen im Studium? Und so weiter.

Da bei Studierenden mit dem „Aufschieberitis-Syndrom" die Kapazitäten zur Eigensteuerung meist nicht sehr ausgeprägt sind, brauchen viele professionelle Unterstützung und sollten sich an ein Schreibcenter bzw. eine psychologische Beratungsstelle für Studierende wenden.

Spezielle Schreibübungen bei Schreibblockaden

Die vorgestellten Methoden, die wiederholt praktiziert werden müssen, wenn sie wirken sollen, verbindet, dass sie die bewusste Kontrolle des Schreibens zunächst einmal auf- und unterbrechen. Natürlich verfasst man auf diese Weise noch keine anspruchsvolle wissenschaftliche Arbeit, aber es ist ein erster wichtiger Schritt, um Schreibblockaden aufzulösen.

Clustering

Das Clustering ist eine einfache, aber sehr hilfreiche Methode zur Überwindung von Schreibblockaden und geht zurück auf Gabriele L. Rico, Dozentin für Anglistik und Kunstpädagogik an der San José State University, die diese Technik in den 1970er Jahren entwickelte (Abb. 14.1).

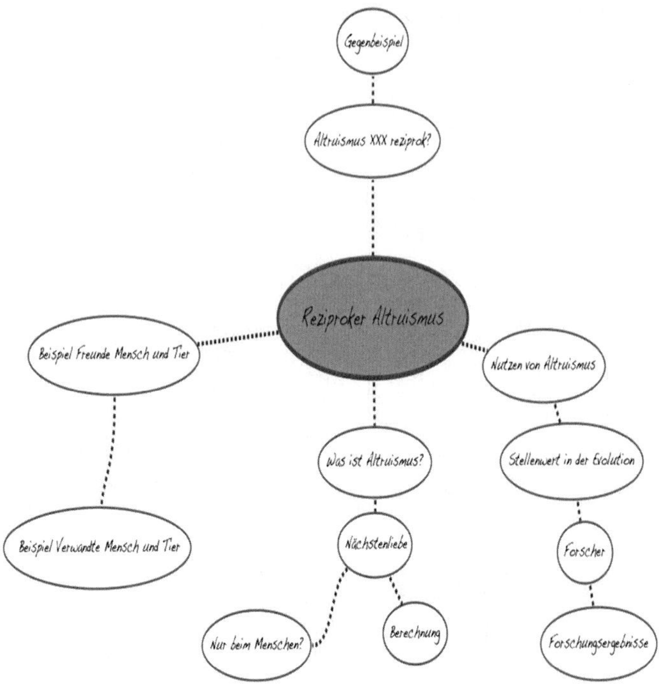

Abb. 14.1 Clustering zum Thema „Reziproker Altruismus"

Du nimmst ein leeres Blatt und trägst im oberen Drittel oder in der Mitte das Thema ein, mit dem du dich näher beschäftigen willst. Das kann zum Beispiel der Gegenstand einer Haus- oder Seminararbeit sein. Ausgehend von diesem Zentrum fügst du nach und nach die Wörter, die dir assoziativ dazu einfallen, wie Klumpen an, umrahmst sie und ziehst Verbindungslinien. Du schreitest dann konzentrisch zum Rand vor und beziehst schließlich auch die an der Peripherie liegenden Wörter mit ein.

Es ist wichtig, beim Clustern die bewusste Kontrolle auszuschalten und sich von seinen Einfällen treiben zu lassen, also spielerisch an die Aufgabe heranzugehen.

Dabei gibt es kein Richtig oder Falsch, und es ist auch nicht notwendig, sich besonders zu konzentrieren. Das zunächst entstehende scheinbare Chaos stellt den schöpferischen Humus dar, aus dem die wissenschaftliche Arbeit schließlich erwächst. Normalerweise sammelt man beim Clustering recht schnell viele Ideen.

Die Zeit, in der du „clusterst", sollte auf ca. 15 min begrenzt sein, denn es ist wichtig, das Ein- und Aussteigen beim Verfassen von Texten zu üben, d. h. eine Schreibarbeit auch unterbrechen und später wieder aufnehmen zu können, obwohl man sich zwischenzeitlich mit anderen Aufgaben befasst hat.

Je häufiger man das Clustern durchführt, desto mehr wächst das Vertrauen in die eigene Fähigkeit, Ideen zu produzieren. Die Strukturierung des Textes, die logische Argumentation und die Transponierung in einen angemessenen Sprachstil sind später erfolgende Arbeitsschritte.

Worst Text

Eine weitere Strategie, um Schreibblockaden aufzulösen, besteht darin, sich selbst die Erlaubnis zu geben, einen grottenschlechten Text zu verfassen. Es wirkt dem eigenen Perfektionismus entgegen, wenn man sich ausdrücklich zugesteht, einmal etwas völlig Unbrauchbares zu schreiben, kann im Übrigen auch richtig Spaß machen.

Indem du Überlegungen darüber anstellst, was einen schlechten Text eigentlich ausmacht, lernst du implizit zugleich, was gute Texte von schlechten Texten unterscheidet, und diese wachsende Sicherheit kann die Angst vor dem Schreiben schon ein Stück weit reduzieren.

Normalerweise fühlt sich auch niemand überfordert, wenn er sich die Aufgabe stellt, etwas ganz Unqualifiziertes zu produzieren, sodass ein Transfer der Situation des angstfreien Schreibens auf den „Ernstfall", in dem ein angemessener Text verfasst werden soll, erfolgen kann.

Als Thema ist der Gegenstand der zu schreibenden Arbeit zu wählen, über den man dann mindestens im Umfang einer Seite so mies zu schreiben versucht, dass sich der Dozent bei der Lektüre sämtliche, nicht mehr vorhandene Haare raufen würde.

Einige Kriterien für „Worst Texts" im Wissenschaftsbereich:

- Rechtschreibung, Zeichensetzung und Grammatik katastrophal
- Umgangssprache, „Gassensprache"
- Inhalt wirr, roter Faden fehlt
- unqualifizierte persönliche Stellungnahmen
- Behauptungen ohne Belege usw.

Diese Kriterien kann und sollte man durch eigenes Nachdenken selbst noch erweitern, auch das ist eine gute Übung, um die grauen Zellen schon einmal in einen sanften Trab zu versetzen.

Beispiel

Thema: Kulturelle Diversität

Auf der Welt geht ess unterschiddlich zu.Die einen kommen immer krass pünktlich, dass es einem auf den Wecker geht, die andern sind voll unpünktlich, oder kommen gar nicht, was voll unverschämt ist und die dritten sind so mittendrin.

Linkshändiges Schreiben

Beim linkshändigen Schreiben wird jeweils mit der nichtdominanten Hand geschrieben, bei nicht umerzogenen Linkshändern wäre das somit die rechte Hand. Das Thema wählst du wieder frei, die Zeitvorgabe ist ähnlich knapp bemessen wie bei den schon genannten Schreibtechniken.

Das verlangsamte Schreiben, das mit der nichtdominanten Hand einhergeht, hat den Effekt, dass Ideen und Einfälle meist rascher sprudeln, als man sie niederschreiben kann, und diese Erfahrung trägt erheblich dazu bei, Schreibblockaden abzubauen.

Das Schreiben mit links hat außerdem den Effekt, dass die rechte Hirnhälfte, die primär für Ideen, Emotionen, Einfälle usw. verantwortlich ist, aktiviert wird, was ebenfalls dazu führt, dass mehr und oft auch bessere Einfälle produziert werden. Bei echten Linkshändern sind diese Hirnareale vertauscht, sodass derselbe Effekt erzeugt wird.

Free Writing

Free Writing heißt, dass du zu einem bestimmten Thema in einem definierten Zeitraum, ca. 10–15 min, etwas schreibst, und zwar ohne das Geschriebene zugleich zu kontrollieren. Um sich das freie Schreiben zu erleichtern, ist es sinnvoll, sich anfänglich ein Problem oder eine Fragestellung vorzunehmen, die einen wirklich beschäftigt.

Beim Free Writing gilt als oberstes Gebot, dass „ohne Zensur" geschrieben wird, so wie sich die Gedanken aufdrängen, auch wenn sie zunächst völlig wirr erscheinen.

Selbst bei Studierenden, deren Problem darin besteht, dass ihnen nichts einfällt, lässt sich die Technik einsetzen. In diesem Fall schreibt man einfach über die eigene Einfallslosigkeit bzw. die Gefühle, Ängste usw., die diese in einem auslösen.

Der Effekt des Free Writings besteht darin, Schreibängste abzubauen, indem man sich die Erlaubnis gibt, den inneren Zensor auszuschalten und Sätze nicht sogleich auf gut, richtig, sinnvoll etc. hin zu überprüfen. Eine zweite wünschenswerte Konsequenz ist darin zu sehen, dass auf diese Weise real mehr Ideen entwickelt werden, als man sich zunächst vielleicht vorstellen kann.

Free Writing kannst du sehr gut nutzen, um in ein Thema einzusteigen. Du schlägst dabei zwei Fliegen mit einer Klappe, baust Schreibblockaden ab und sammelst gleichzeitig Ideen für die anstehende Arbeit.

Impulsfrage

Welche Schreibübung spricht dich am meisten an und wie willst du sie künftig nutzen?

____

____

____

Wenn man mithilfe dieser kreativen Techniken Ideen gesammelt und in den Schreibprozess eingetreten ist, beginnt man in einem zweiten Schritt mit der zunächst groben Strukturierung des Materials, aus der schließlich die Gliederung erwächst, deren einzelne Punkte dann sukzessive ausgefüllt werden.

Merke!

- **Schreibprobleme sind unter Studierenden vor allem zu Beginn des Studiums ein fast normales Phänomen, da Studentinnen und Studenten in der Regel nicht auf die Besonderheiten wissenschaftlichen Schreibens vorbereitet werden!**
- **Wissenschaftliches Schreiben ist ein kreativer Prozess, in dem sich Chaos und Ordnung wechselseitig bedingen!**
- **Mit bestimmten Schreibübungen lassen sich Schreibblockaden auflösen!**

Teil IV
Interviews

15

Interview mit Kim Behm

Studium der Kunstgeschichte, klassischen Archäologie und Anglistik; Dozentin, Autorin, Kuratorin und Inhaberin der Galerie Kim Behm/ Mannheim

- **Sie sind Inhaberin der Galerie Kim Behm in Mannheim. Es gibt wahrscheinlich viele Studierende der Kunstgeschichte, die in dieser Tätigkeit einen Traumjob sehen, in dem man sehr selbstständig arbeitet, persönliche Kontakte zu Künstler*innen unterhält und noch dazu viel Geld verdienen kann. Ist das so?**

Ja, theoretisch ist das so. Allerdings ist gerade der letztgenannte Aspekt, „viel Geld verdienen", eine Frage der Einstellung und der Arbeitsweise. Studien zeigen, dass die Umsätze der meisten Galerien in Deutschland eher in Bereichen liegen, die den Lebensunterhalt sichern – wenn überhaupt. Das sind dann wohl die Galerien, die auch unbekannten, weniger leicht verkäuflichen Künstler*innen eine Plattform bieten, die auf Vermittlung, nicht nur auf marktgängige Positionen setzen. Und dann besteht noch die Gefahr, dass die erfolgversprechenden Künstler*innen

G. Bensberg, *Survivalguide Studium*,
https://doi.org/10.1007/978-3-662-63895-8_15

von größeren Galerien abgeworben werden, der Return on Investment ausbleibt. Wenn „viel Geld verdienen" das Ziel ist, ist das von vornherein im Konzept auch bei der Auswahl der Künstler*innen zu berücksichtigen, was für Neugründungen gar nicht so einfach ist. Die Mischung muss dann stimmen.

- **Was sind Ihrer Erfahrung nach wichtige Voraussetzungen, um erfolgreich eine Galerie zu betreiben?**

Zunächst sollte man für sich definieren, was „erfolgreich" heißt, also ein Ziel vor Augen haben. In jedem Fall sind Neugier und Aufgeschlossenheit wichtige Voraussetzungen – und zwar in Bezug auf Menschen ebenso wie auf Kunst. Darüber hinaus sollte man, wie in jedem anderen Bereich auch, ein paar Erfahrungen gesammelt und ein Netzwerk aufgebaut haben. Nicht zuletzt ist auch ein kleines Finanzpolster empfehlenswert.

- **Kunstgeschichte galt einmal als Orchideenfach bzw. als Studiengang für höhere Töchter, die kein Geld verdienen mussten. Diese Zeiten sind zwar mehr oder weniger vorbei, der Berufseinstieg ist jedoch nach wie vor schwierig, da es viel zu wenige gutbezahlte und unbefristete Stellen gibt. Was sollten Abiturient*innen Ihrer Meinung nach mitbringen, die sich für das Studium der Kunstgeschichte entscheiden?**

Kunstgeschichte ist leider immer noch ein Orchideenfach. Die Möglichkeiten, eine Stelle in diesem Bereich zu finden, sind gering, die durchschnittlichen Honorare für freie Kunsthistoriker*innen sind noch immer viel zu niedrig, da gibt es nichts zu beschönigen. Leider hat das Jahr 2020 gezeigt, dass Kultur eben doch eher als nettes

Extra, nicht als Notwendigkeit eingestuft wird. Und es hat gezeigt, dass das Verständnis für die Lebens- und Arbeitsweisen vieler Menschen, die im Kulturbereich arbeiten, eigentlich nicht vorhanden ist. Was also sollte man mitbringen? Außer einem echten Interesse an der Kunst, der Geschichte, dem wissenschaftlichen Arbeiten ein Quäntchen Mut und den Willen, dieses wunderbare Fach nicht nur zu studieren, sondern dann auch zum Beruf zu machen – die beruflichen Möglichkeiten sind breit gefächert.

- **Als Inhaberin einer Galerie vertreten Sie einige Künstler*innen. Welche Tipps geben Sie Studis, die Kunst studieren, ohne in den Schuldienst eintreten zu wollen? Worauf kommt es an, um beruflich Fuß zu fassen und als Künstler/Künstlerin Erfolg zu haben?**

Netzwerk. Netzwerk. Netzwerk. Und so früh wie möglich damit anzufangen, dieses Netzwerk zu knüpfen.

Abgesehen davon erscheint mir die Vorstellung, dass echte Künstler*innen keinen „day job" haben dürfen, etwas romantisierend. Solange der Job genug Zeit für die künstlerische Arbeit lässt, bietet dieses Modell auch ein großes Maß an Freiheit und Unabhängigkeit von den Launen des Ausstellungsbetriebes und des Marktes.

16

Interview mit Rimtautas Dapschauskas

Studium der Ur- und Frühgeschichte, Alten Geschichte, Mittelalterlichen Geschichte und Medieninformatik; 2020 Promotion mit „summa cum laude"; zurzeit Lehrbeauftragter an der Universität Heidelberg

- **Archäologie ist immer noch ein Nischenfach, für das sich nicht allzu viele Abiturient*innen interessieren. Was ist für Sie das Faszinierende an der Archäologie?**

In der Tat klaffen die vergleichsweise niedrigen Studierendenzahlen und das ungebrochen große Interesse der Öffentlichkeit an archäologischen Themen aller Art weit auseinander. Die Archäologie fasziniert viele Menschen, weil sie längst vergangene Kulturen anhand materieller Hinterlassenschaften greifbar macht.

Für mich persönlich liegt die Faszination der Archäologie vor allem darin, dass mit ihr enorm große Zeiträume der Menschheitsentwicklung sowohl auf lokaler als auch auf globaler Ebene in den Blick genommen werden können. Einerseits zeichnen die archäologischen Wissenschaften ein immer detailgenaueres Bild über die

G. Bensberg, *Survivalguide Studium*,
https://doi.org/10.1007/978-3-662-63895-8_16

Reichhaltigkeit der menschlichen Kulturgeschichte auf der Erde. Andererseits spielt vor allem die prähistorische Archäologie mit ihren biologischen und psychologischen Partnerdisziplinen eine immer wichtigere Rolle bei der wissenschaftlichen Entschlüsselung unserer gemeinsamen menschlichen Natur aus der Perspektive ihrer langen evolutionären Geschichte.

- **Nischenfächer im Bereich der Geisteswissenschaften haben meist den Nachteil, dass man auch mit einem sehr guten Abschluss schlechte Berufschancen hat. Wer in die Forschung will, braucht neben dem Bachelor- und Masterabschluss auch den Doktor, hat also einen langen Weg vor sich. Es gibt allerdings auch einzelne Archäologen, die fachfremd in Unternehmen arbeiten und dort Karriere machen. Wie beurteilen Sie die beruflichen Möglichkeiten von Absolventen?**

Natürlich ist es für Archäolog*innen wesentlich schwieriger, auf dem Arbeitsmarkt Fuß zu fassen als zum Beispiel für Absolvent*innen wirtschaftsorientierter, ingenieurwissenschaftlicher oder medizinischer Studienfächer. Das heißt aber nicht, dass keine Chancen existieren würden, im Beruf auch langfristig Arbeit zu finden. Zunächst sind hier die Landesämter für Denkmalpflege sowie die privatwirtschaftlichen Grabungsfirmen zu nennen, bei denen die meisten Archäolog*innen in Deutschland beschäftigt sind.

Besonders heiß begehrt sind Stellen an Universitäten, in Museen und in Forschungsinstituten, die aber in wesentlich geringerem Umfang und oft nur befristet zur Verfügung stehen. Wer sich rechtzeitig um Praktika, Volontariate und Zusatzqualifikationen bemüht, hat auch Möglichkeiten in den Bereichen Medien, Verlage und Tourismus. Relativ aktuelle Zahlen der Deutschen Gesellschaft für Ur- und Frühgeschichte zeigen, dass die Zahl der Masterabsolvent*innen in den Fächern Ur- und Frühgeschichte sowie Archäologie des Mittelalters und der Neuzeit in etwa der Nachfrage auf dem Arbeitsmarkt entspricht.

- **Welche Voraussetzungen sollten Studierende, die sich für das Studium der Archäologie entscheiden, mitbringen? Wem würden Sie zu- und wem würden Sie abraten?**

Die Entscheidung zu einem Studium der Ur- und Frühgeschichte oder anderer archäologischer Wissenschaften sollte bewusst und gut informiert getroffen werden. Interessierte sollten eine echte, anhaltende Leidenschaft für das Fach und seine Inhalte mitbringen. Im Gegensatz zu den oft schillernden Vorstellungen vieler Anfänger*innen wird es im Verlauf des Studiums immer auch Themen und Stoffe geben, die ziemlich trocken und mühselig sein können. Wer einen guten Abschluss machen will, sollte nicht nur die Pflichtveranstaltungen besuchen, sondern auch die Bereitschaft mitbringen, viel Zeit und Energie in das intensive Selbststudium zu investieren.

Des Weiteren ist Durchhaltevermögen und Beharrlichkeit vonnöten, um einige Durststrecken zu überwinden. Denn der rasche und reibungslose Übergang vom Studium in das Berufsleben gelingt auf Anhieb nur Wenigen. Wer in der Wissenschaft Karriere machen will, braucht darüber hinaus die Bereitschaft zur Mobilität und Flexibilität hinsichtlich der Aufgabenfelder und des Dienstortes. In psychologischer Hinsicht sollte man über eine hohe Toleranzschwelle in Bezug auf unsichere Lebenslagen verfügen.

Mein Tipp für alle Studienanfänger wäre, als Praktikant*in oder studentische Hilfskraft möglichst frühzeitig die Einbindung in Forschungsprojekte, Ämter und Institute zu suchen. Auf diese Weise erhält man wertvolle Praxiserfahrung und kann erste Netzwerke knüpfen. Wer die nötige Energie und Fokussierung aufbringen kann, wird mit der Einarbeitung in eines der spannendsten und facettenreichsten Wissenschaftsfelder belohnt, welche die Universitätslandschaft im 21. Jahrhundert zu bieten hat.

17

Interview mit Mareen Möller

Diplom-Psychologin, Baccalaureus Juris (bac. jur.), Personalleiterin bei einem Weltunternehmen und Privatdozentin für Personalentwicklung

- **Der klassische Bachelorstudiengang Psychologie ist breit gefächert und enthält allgemeinpsychologische Fächer sowie die Vermittlung fundierter Methodenkenntnisse. Es gibt mittlerweile aber auch die Möglichkeit, sich schon zu Studienbeginn festzulegen und z. B. Wirtschaftspsychologie an einer Fachhochschule zu studieren. Halten Sie eine frühe Festlegung für sinnvoll oder spricht mehr für die Breite des universitären Psychologiestudiums? Was sind die Vor- und Nachteile?**

Eine frühe Spezialisierung im Rahmen einer psychologischen Ausbildung ist dann sinnvoll, wenn eine klare Vorstellung besteht, welche anschließende Tätigkeit angestrebt wird. Hierzu sind sowohl Kenntnisse zum Studium mit seinen Feinheiten als auch über das angestrebte Berufsfeld zwingend notwendig. Der Vorteil einer frühen Festlegung ist, schnell in das angestrebte

G. Bensberg, *Survivalguide Studium*,
https://doi.org/10.1007/978-3-662-63895-8_17

Berufsfeld zu kommen und wesentliches, fachbezogenes Knowhow mitzubringen. Benötigt die anschließende Tätigkeit jedoch Kenntnisse und Methoden, die im Vorfeld nicht erlernt wurden, so besteht ein Nachteil darin, diese nachholen zu müssen. Das ist mit einem zusätzlichen Aufwand verbunden.

Ich persönlich favorisiere die Breite des universitären Psychologiestudiums. Man wächst fachlich in alle Bereiche hinein und kann das Erlernte durch Praktika ergänzen. Diese breite Wissensvermittlung hat es mir erlaubt, von meinem anfänglichen Berufswunsch, klinische Psychologin zu werden, ohne Probleme in das arbeitsorganisatorische Berufsfeld zu wechseln.

- **Viele Psychologiestudierende wollen später innerhalb des klinischen Bereichs arbeiten und sind enttäuscht, dass das Studium bis zur Bachelorprüfung kaum etwas mit Psychotherapie zu tun hat. Sie haben sich dem Bereich der Arbeits- und Organisationspsychologie zugewandt und arbeiten heute als Führungskraft in einem Unternehmen. Wie wurde dieses Interesse bei Ihnen geweckt?**

Ich kann die Enttäuschung nachvollziehen, insbesondere darüber, dass die therapeutischen Kenntnisse nachgeholt werden müssen. Ich freue mich daher für alle Studierenden, die durch die Studienreform und die Änderung des Psychotherapeutengesetzes bereits im Masterstudium klinische Psychologie und Psychotherapie belegen können.

Um diagnostische und therapeutische Fähigkeiten zu erlangen, hatte ich mich für ein Praktikum in einer Psychosomatischen Klinik entschieden mit der Option, nicht nur therapieren, sondern auch coachen zu können und einen Einblick in Supervisionstechniken zu erhalten.

Dabei habe ich dann festgestellt, dass mir gerade organisationsorientierte Tätigkeiten sehr liegen und mich diesem Berufsfeld zugewandt.

- **Burn-out-Symptome sind heutzutage weit verbreitet und auch Studierende sind davon betroffen. Sie haben sich sehr intensiv mit der Burn-out-Problematik beschäftigt. Woran merkt man, dass man gefährdet ist, und wie kann sich vor einem Burn-out im Studium oder späteren Beruf schützen?**

Das Gefühl von Burn-out ist einigen Studierenden vielleicht bekannt, wenn man nach einer harten Lernphase mit vielen parallelen Prüfungen erschöpft ist. Hat man dann gar keine Pause und es geht mit Praktikum, Nebenjob und anderen Verpflichtungen weiter, kann es passieren, dass die Erschöpfung größer wird und eine Erholung kaum noch möglich ist. Dauerhafte Müdigkeit, geistige und körperliche Schwäche und emotionale Distanz gegenüber Familie und Freunden sind dann Anzeichen für ein Ausbrennen.

Wer solche Anzeichen zunehmend spürt und vorher sehr leistungswillig war, kann gefährdet für Burn-out sein. In dem Fall sollte man gezielt nach Entspannungsmöglichkeiten suchen und sich dabei ganz von seinen persönlichen Bedürfnissen leiten lassen.

Wer beispielsweise sehr hart gearbeitet hat und merkt, dass Jogging zu noch mehr Stress führt, kann stattdessen ausgedehnte Spaziergänge machen. Auch sollte zumindest ein Tag in der Woche frei von studienbezogenen oder beruflichen Verpflichtungen sein. Das Gehirn benötigt Pausen und möchte nicht nur durch Lernen und Arbeit stimuliert werden. Der beste Schutz ist allerdings, dass die Zufriedenheit mit dem eigenen Studium und Leben ganz oben auf der persönlichen Zielliste stehen. Dann lassen sich auch die anderen Ziele wie z. B. Erfolg im Studium spielerischer erreichen.

- **Haben Sie abschließend noch Tipps für Studierende der Psychologie. Worauf sollte man schon zu Beginn des Studiums achten? Worauf kommt es an?**

Vielen Dank für diese tolle Frage. Auf die gibt es bestimmt tausend verschiedene Antworten. Mir hat eine Übung sehr geholfen und die trainiere ich bis heute mit den Studierenden in meiner Vorlesung. Es ist eine Visualisierungsübung, in der man gedanklich in die Zukunft reist und sich vorstellt, wo, was und wie man in 10 Jahren sein möchte. Manche Studierende stellen sich beispielsweise vor, ein bestimmtes Jahresgehalt zu erzielen und eine Familie zu haben. Andere imaginieren, wie sie mit Patienten zusammenarbeiten oder in einer gemütlichen Wohnung in einer Großstadt leben. Der Fantasie sind dabei keine Grenzen gesetzt. Diese Ideen werden dann als Ziele schriftlich fixiert. Die Realitätsüberprüfung erfolgt, indem man einen Plan aufstellt, wie man diese Vorstellungen erreichen möchte. Verschiedene Studien aus den USA zeigen, dass die Verschriftlichung von Zielen einen signifikant höheren Erfolg in deren Erreichung nach sich zieht. In einer Harvard-Studie lag die Zielerreichung um den Faktor 10 höher.

Ich wünsche daher an dieser Stelle allen Leser*innen eine tolle Reise in die Zukunft und ein zufriedenes Leben.

18

Interview mit Joachim Reihle

Kfz-Mechaniker, staatlich geprüfter Kfz-Techniker, Diplom-Ingenieur Maschinenbau, Leiter Entwicklung und Prokurist bei einem mittelständischen Unternehmen der Automobilzulieferindustrie

- **Ungefähr 40 % der Studierenden haben sog. MINT-Fächer (Mathematik, Informatik, Naturwissenschaften, Technik) belegt, in denen die Studienabbruchquoten hoch sind. Ingenieurwissenschaft gehört zwar nicht dazu, das Studium hat aber einen sehr hohen MINT-Anteil und die Abbruchquote ist mit ca. 30 % auch hier weit höher als in anderen Studiengängen. Warum tun sich Studierende so schwer mit diesen Bereichen? Liegt das an mangelhafter schulischer Vorbildung oder gibt es andere Gründe?**

Ich glaube nicht, dass es an mangelhafter schulischer Vorbildung liegt. Unser Bildungssystem ist heute so durchlässig, dass auch ein Meisterbrief die Immatrikulation an einer Hochschule ermöglicht. Ich kenne einige, die auf diesem Weg ihr Studium mit Bravour abgeschlossen haben.

G. Bensberg, *Survivalguide Studium*,
https://doi.org/10.1007/978-3-662-63895-8_18

Es ist allerdings möglich, dass viele Studierende ihren Studiengang nicht entsprechend ihrer Berufung wählen, sondern hinsichtlich der am Markt verfügbarer Stellen, was zwar nachvollziehbar ist, aber nicht unbedingt durch das Studium trägt.

Auch das alleinige Auswahlkriterium nach gesellschaftlicher Akzeptanz des Studiengangs oder die fehlende Eignung zum Studium selbst können zum Abbruch führen.

Die Redewendung „Handwerk hat goldenen Boden" sowie der berechtigte Handwerkerstolz scheinen in der heutigen Gesellschaft leider keine Bedeutung mehr zu haben. Auch diese beiden Faktoren lassen einen nicht unerheblichen Einfluss auf die hohe Anzahl an Immatrikulationen mit späterem Studienabbruch vermuten.

- **Die meisten Abiturienten drängen nach dem Abitur an die Hochschulen und sehen in einer Ausbildung eine Art Abstieg. Ihr Beispiel demonstriert, dass die Realität zum Teil ganz anders aussieht, denn Sie haben sich zunächst zum Kfz-Mechaniker ausbilden lassen und vor dem Studium an der Hochschule München einige Jahre gearbeitet. Worin sehen Sie die Vor- und Nachteile dieses Weges?**

Die Nachteile könnten im anfangs niedrigeren Lohngefüge gesehen werden. Eine handwerkliche Ausbildung mit anschließender Facharbeitertätigkeit hat einen deutlich niedrigeren Verdienst zur Folge im Vergleich zu einer Ingenieurlaufbahn. Dagegen steht jedoch eine finanzielle Unabhängigkeit in jungen, freiheitsliebenden Jahren. Das Alter zu Studienbeginn, in meinem Fall 29 Jahre, scheint anfangs nachteilig – man muss das Lernen wieder lernen. Die Vorteile überwiegen jedoch deutlich. So bilden studienspezifische, oft abstrakte Theorien und handwerklicher Praxisbezug eine nachhaltige Synergie von unschätzbarem Wert im künftigen Berufsleben. Zudem festigt eine Ausbildung die Persönlichkeit hinsichtlich des Verantwortungsbewusstseins und fördert zugleich die Sozialkompetenz innerhalb eines gewerblichen Umfelds.

- **Was sind wichtige Voraussetzungen für ein ingenieurwissenschaftliches Studium und welche Kompetenzen sollten Studierende mitbringen bzw. während des Studiums entwickeln?**

Mitzubringen sind ein hohes Maß an intrinsischer Motivation, ausgeprägte Technikaffinität und logisch-strukturiertes Denken. Gerade in Zeiten der Digitalisierung ist ein fach- und lehrstuhlübergreifendes Denken als auch die Fähigkeit zum vernetzten/kollaborativen Arbeiten in interdisziplinären Expertenteams zu entwickeln. Während des Studiums sollte eine annähernd genaue Vorstellung zur beruflichen Tätigkeit nach erfolgreichem Abschluss des Studiums entwickelt werden. Nicht zuletzt helfen ein ausgeprägtes Durchhaltevermögen, gepaart mit einem hohen Maß an Selbstorganisation.

19

Interview mit Philipp Alexander Erbe

Studium Russisch, Polnisch, Geschichte, Darstellendes Spiel; M. A., Erstes und Zweites Staatsexamen; Oberstudienrat an einem Gymnasium

- **Ungefähr 10 % der Studierenden sind in Lehramtsstudiengänge eingeschrieben. Viele reizt die Aussicht, gut zu verdienen und als Beamte einen bombensicheren Job zu haben. Andere haben ein ausgeprägtes Interesse an bestimmten Fächern, dem sie vor allem als zukünftige Gymnasiallehrer*innen nachgehen können. Der Lehrerberuf hat viele Vorteile, aber es gibt natürlich auch Nachteile. Welche Nachteile sehen Sie?**

Lehrer*innen werden zunehmend mit Verwaltungstätigkeiten überhäuft, was als „Verdichtung" bezeichnet wird und bewirkt, dass im Schulentwicklungsprozess thematische, didaktische und methodische Fragen in den Hintergrund geraten. Dieses Phänomen hat negative Auswirkungen auf die Qualität der Bildung. Es wäre klüger und billiger, einen Teil der Schulverwaltung an speziell hierfür ausgebildete Fachangestellte zu delegieren.

G. Bensberg, *Survivalguide Studium*,
https://doi.org/10.1007/978-3-662-63895-8_19

- **Was macht Ihrer Meinung nach eine gute Lehrkraft aus, die bei ihren Schüler*innen beliebt ist und hohe Lernerfolge hat?**

Gute Vorbereitung auf den Unterricht, Konzentration beim Unterrichtsgespräch, Transparenz bei der Notengebung, schriftliche Rückmeldungen bei schriftlichen Leistungen sowie eine gute individuelle Beratung: Diesen Anforderungen kann man bei einer vollen Stelle nur schwer gerecht werden.

Abgesehen davon ist Freude an der Lehre und am Kontakt mit jungen Menschen die Voraussetzung für eine hohe Motivation.

- **Wer ist aufgrund seiner Persönlichkeit eher wenig geeignet für den Lehrerberuf und sollte sich die Entscheidung für diesen Studiengang vielleicht noch einmal überlegen?**

Eine Lehrkraft sollte ein „Menschenfreund" sein: Skurrile Einzelgänger werden im Lehramt nicht glücklich. Das trifft z. B. manchmal auf Personen zu, die eigentlich eine wissenschaftliche Laufbahn anstrebten, aber manchmal auch auf „Streber", die sich schon während der Vorbereitung auf das Abitur für ein Lehramtsstudium entscheiden. Lehrer*innen benötigen ein hohes Maß an Flexibilität und spontaner Reaktionsbereitschaft. Eine Persönlichkeit, die in erster Linie einen sicheren Beamtenstatus anstrebt, könnte hiervon überfordert sein.

- **Lehrer*innen gelten als besonders anfällig für eine Burn-out-Problematik und viele scheiden vor dem Erreichen der gesetzlichen Altersgrenze vorzeitig aus dem Dienst aus. Andererseits gibt es Lehrer*innen,**

die noch nach Jahrzehnten ihren Beruf gerne ausüben. Was zeichnet diese Lehrkräfte aus?

Um im Lehramt nicht zu scheitern, muss man improvisieren können. Hierzu gibt es die bekannte Witzfrage, ob man seinen Unterricht „vor- oder nachschwellig" vorbereitet (bevor oder nachdem man die Schwelle des Klassenzimmers überschritten hat).

Der Lehrerberuf ist ein sogenannter „Knochenjob": Es empfiehlt sich, regelmäßig Sport zu treiben. Ein Burnout ist keine klassische psychische Erkrankung, sondern oft eine Folge von ständiger Überlastung, die sich bei mir dadurch bemerkbar macht, dass ich langsamer und diffuser denke und sich die Fehler häufen. Wenn sich diese oder eine andere Form der Überarbeitung einstellt, sollte man am Wochenende die Korrekturen liegen lassen und sich zur Not für 1 oder 2 Tage krankmelden. Auf diese Weise vermeidet man, im Falle eines Burn-outs für eine längere Zeit auszufallen. Nach dem Referendariat ist es möglich, die Stunden zu reduzieren.

Printed in the United States
by Baker & Taylor Publisher Services